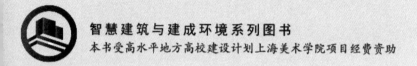

智慧建筑与建成环境系列图书

本书受高水平地方高校建设计划上海美术学院项目经费资助

疗愈空间
医疗环境的循证设计

周天夫　张姗姗　著

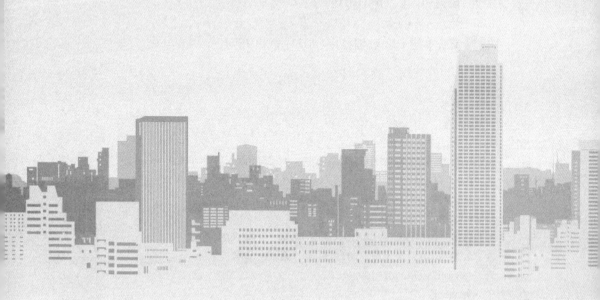

哈爾濱工業大學出版社
HARBIN INSTITUTE OF TECHNOLOGY PRESS

内 容 简 介

近年来,优化患者就诊体验成为日益重要的医疗环境设计目标。本书引入疗愈环境理论,通过实证研究方法,结合环境心理学的相关理论知识,解析医疗环境对患者心理的影响机制。在此基础上,本书采用循证设计理论,结合实验研究结果和设计案例分析,提出减轻患者身心压力、驱除负面情绪的医疗环境设计策略。

本书完善了疗愈环境理论体系,建立了"医疗环境特征-患者心理反馈"的理论关联模型,可以作为建筑学、医疗心理学、环境心理学等相关领域研究者的参考资料。此外,本书从微观与宏观两个层面提出医疗环境的局部优化对策和整体设计策略,可为医院建筑设计师拓展创作思路,也可为医院管理人员提供决策依据。

图书在版编目(CIP)数据

疗愈空间:医疗环境的循证设计/周天夫,张姗姗著.—哈尔滨:哈尔滨工业大学出版社,2023.10
(智慧建筑与建成环境系列图书)
ISBN 978-7-5767-1093-9

Ⅰ.①疗… Ⅱ.①周… ②张… Ⅲ.①医疗卫生服务-资源配置-研究-中国 Ⅳ.①R199.2

中国国家版本馆 CIP 数据核字(2023)第 201974 号

策划编辑 王桂芝
责任编辑 马 媛 王 雪
出版发行 哈尔滨工业大学出版社
社 址 哈尔滨市南岗区复华四道街 10 号 邮编 150006
传 真 0451-86414749
网 址 http://hitpress.hit.edu.cn
印 刷 哈尔滨市工大节能印刷厂
开 本 720 mm×1 000 mm 1/16 印张 14.75 字数 280 千字
版 次 2023 年 10 月第 1 版 2023 年 10 月第 1 次印刷
书 号 ISBN 978-7-5767-1093-9
定 价 98.00 元

前　言

医疗环境作为医疗行为的物质载体,对患者生理、心理与行为健康有重要的影响。但是,在过去的实践中,空间效率和维护成本往往被视为设计的核心。由于患者视角缺失,医疗环境由"承载心灵与身体的容器"变成"治疗疾病的机器"。冷冰冰的室内环境不仅影响了患者的就诊体验,甚至还会引发医患冲突,增加医院运行的"隐形"成本。

近年来,随着"生物-心理-社会"医学模式的革新,医疗服务的基本目标由"治疗疾病"转化为"治疗患者"。同时,病理学、心理神经免疫学、环境心理学的研究成果显示,患者的心理指标不仅能够影响就诊满意度和回访次数等主观评价结果,还与住院时长、伤口恢复、镇痛剂用量等康复指标紧密相关。

在这一背景下,本书基于疗愈环境理论和循证设计方法,从患者心理维度出发,通过实验研究方法,分析医院环境对患者压力的影响效果,解析环境因子的独立与交互影响机制,并提出医疗环境的循证优化设计策略。本书从以下4个部分展开论述:

第1章为理论建构,主要从医学模式更新、物质环境转型、循证设计方法引入层面,介绍医院疗愈环境的背景,分析其有效性和必要性。然后,结合环境心理学、医学心理学、心理神经免疫学相关理论知识,分析医疗环境对患者疗愈效果的影响。

第2章为实证研究,主要根据理论模型完成实验准备,确立"压力导入-压力恢复-压力测评"的总体测评思路,采用虚拟现实技术及主客观指标结合的测评方法。在此基础上,通过文献系统分析与专家意见征集相结合的方式,确立实验目标,设计实验并完成实验数据的收集整理。

第3、4章为疗愈型医疗环境的设计依据,通过数据分析,揭示医疗环境因子对患者疗愈效果的独立影响、交互影响及个体差异影响。将研究结果与现有文献进行对比,分析疗愈环境的影响机制,验证、补充、完善现有疗愈环境理论体系,并为疗愈型医疗环境设计提供依据。

第5章为疗愈型医疗环境的设计方法,主要以实验结果为基础,以提高患者疗愈效果为目标,并结合现有医疗建筑设计案例,从微观与宏观两个层面,提出医疗环境的局部优化对策和整体设计策略。

总体而言,本书梳理了疗愈环境理论在医疗建筑设计中的应用和发展过程,通过实验研究方法,从单一环境因子独立影响及复合环境因子交互影响两个方面,探索医院空间界面、自然景观、视听环境等因素对患者身心疗愈水平的影响。随着建筑学与临床医学、神经科学、环境心理学的研究逐渐交叉融合,以及循证设计方法的完善,未来医疗建筑有望为患者及医护人员的身心健康提供更有力的支持。希望本书的内容能够抛砖引玉,为医疗建筑研究和设计尽一些绵薄之力。

由于作者水平有限,书中难免存在不足之处,还望相关领域的专家学者不吝批评指正。

作　者
2023 年 1 月

目　　录

第1章　疗愈型医疗环境的理论建构 ··········· 1

1.1　医院疗愈环境的背景 ··········· 1

1.2　疗愈环境理论的框架 ··········· 6

1.3　医院疗愈环境的发展 ··········· 17

第2章　疗愈型医疗环境的实证研究 ··········· 30

2.1　实验准备 ··········· 30

2.2　实验目标 ··········· 43

2.3　实验方案 ··········· 60

第3章　环境因子对疗愈效果的独立影响 ··········· 75

3.1　空间要素对患者压力恢复性的影响 ··········· 75

3.2　界面特征对患者压力恢复性的影响 ··········· 85

3.3　景观要素对患者压力恢复性的影响 ··········· 102

3.4　照明环境对患者压力恢复性的影响 ··········· 111

3.5　室内噪声对患者压力恢复性的影响 ··········· 127

3.6　实验结论 ··········· 144

第4章　环境因子对疗愈效果的交互影响 ··········· 146

4.1　病房空间中环境因子对患者压力恢复性的交互影响 ··········· 146

4.2　候诊空间中环境因子对患者压力恢复性的交互影响 ··········· 152

4.3　检查空间中环境因子对患者压力恢复性的交互影响 ··········· 158

4.4　实验结论 ··········· 164

第 5 章　医院疗愈环境的循证设计 ·················· 166

　　5.1　医疗环境要素的优化对策 ·················· 166

　　5.2　医疗环境的整体设计策略 ·················· 175

参考文献 ·················· 191

后记 ·················· 219

附录　实验所用 VR 室内环境场景 ·················· 221

第1章 疗愈型医疗环境的理论建构

1.1 医院疗愈环境的背景

1.1.1 新型医学模式驱动

医院是一种古老的建筑类型,数千年以来,医院为人类提供了抵御疾病、恢复健康、生存繁衍的重要场所。医院的空间形式和环境特点不仅受社会经济、科学技术、文化意识的影响,还与医学模式的发展阶段息息相关。历史上,出现过经验医学模式、机械医学模式、生物医学模式、生物-心理-社会医学模式和相应的医疗场所,如图1-1所示。20世纪70年代,美国罗切斯特大学的恩格尔教授提出"生物-心理-社会医学模式"(Bio-psycho-social model of medicine)(图1-2)。这种医学模式基于人类致病结构的变化(由急性传染病转变为慢性非传染病),在传统生物医学的基础上引入了心理和社会维度,提出医学不仅需要保障患者机体健康,还要通过调节患者的心理状态和社会能力来达到预防和治疗疾病的目的。

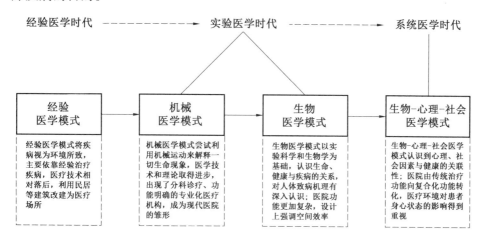

图1-1 医学模式的演变

医疗环境作为医学模式的物质载体,应随着医学模式的更新而进行调整与优化。患者和医护人员的绝大多数时间在室内环境中度过,室内环境的品质与医疗行为的完成质量息息相关。新型医学模式对医院室内环境提出了更高的要求。生物-心理-社会医学模式促使医院职能向多元化、复合化转变,医院不再作为城市中"与世隔绝的孤岛",而是进一步容纳社区服务、保健预防,甚至商业消费等职能。调查数据显示,我国患者在医疗空间内的非医疗活动所占时间的比例呈现逐渐增加趋势。

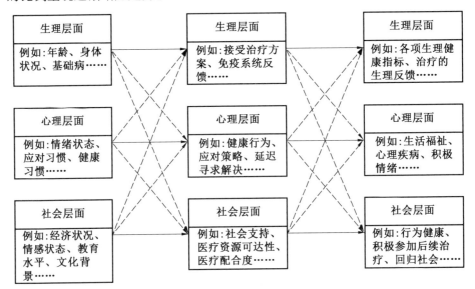

图 1-2　生物-心理-社会医学模式

生物-心理-社会医学模式强调患者心理与社会因素、健康的内在关联性。新型医学模式下,医院不仅需要为医疗行为提供合理的使用空间,还应充分从患者的心理需求出发,打造缓解压力、轻松愉悦、温馨舒适的人性化康复场所。因此,在新型医学模式下,医院室内环境设计不能仅仅停留在满足医院的各项基本功能需求上,应转变固有思维,满足患者的多元需求,并从患者的角度对医院室内环境进行设计与优化。患者的就诊体验被视为评价医疗服务质量的关键指标之一。在英国国家医疗服务体系(National Health Service,以下简称NHS)提出的医疗服务与效果评价系统中,患者体验(patient experience)一项被赋予了极高的权重。

这一趋势在国内外均已得到广泛认同。在 NHS 最新发布的医院环境评估工具 ASPECT(A Staff and Patient Environment Calibration Tool)中,更注重从医院使用者角度对医疗空间环境进行评估。这不仅使得医院环境的疗愈效果成为可以量化的指标,拓展了医疗环境设计的深度与广度,还通过直观的评估模式,帮助医院使用者参与到设计、建设的决策中。此外,ASPECT 还提高了医院环境的私密性、可识别性、舒适性、景观视野等指标的权重。2021 年,中华人民共和国国家卫生健康委员会(以下简称国家卫生健康委)编制的《综合医院建设标准》(建标 110—2021)中,也将"以人为本,以患者为中心"纳入医院建筑的设计原则。

1.1.2　医疗环境面临转型

进入 21 世纪以来,随着城市化进程的不断深入和人口的持续增加,医院的建设进入了一个蓬勃的高速发展时期。巨大的市场需求使得一幢幢现代化医院拔地而起。根据《2016 年我国卫生和计划生育事业发展统计公报》,我国注册医院数量近 3 万个。仅 2016 年建设的医院就多达 1 553 个,医院建设数量的增长量连续 10 年超过 5%,远高于世界其他地区的医院建设数量的平均增长量,且在未来相当长的一段时期内有望保持这一增长水平。

与医院建设数量的不断攀升相比,医院的空间环境质量有待提高。李德华等研究者的调查发现,有 19.7%的患者对于医疗室内外环境给予负面评价,为评价结果最低的指标因素之一。调查结果还指出不良的医疗空间环境不仅影响患者的就医体验,同样制约了医院的运营发展。在《全国改善医疗服务第三方评估情况报告》中,医护人员将"改善就诊环境"(22.1%)列为目前第二重要的优化因素,仅次于"加大财政投入"(23.6%)。另一份针对住院患者的满意度调查显示,在患者对医院的负面评价中,约有 39.3%与物质环境直接相关。在国家卫生健康委发布的《2019 年深入落实进一步改善医疗服务行动计划重点工作方案》中,将"为患者提供高质量就医环境"作为提升患者就诊体验的重要途径之一,由此可见提高医院室内环境质量的迫切性与重要性。

目前医院空间环境设计仍然以适应医疗工艺流程和维持设备运转为基本出发点,对患者的关注主要体现在防止医源性感染和意外跌倒等物理伤害层面,相对忽视了环境对患者心理因素的潜在影响。另外,效率至上的设计思维忽略了使用者复杂的心理和行为需求,这使得"混乱、嘈杂"成为许多患者对医院室内环境的最初印象。

近些年来,越来越多的建筑师和研究者开始关注医院建筑的人性化设计。大量研究结合社会心理学、医学心理学、环境心理学相关理论解析,采用行为观察、问卷调查、结构式访谈等方法,提出医院环境的优化策略。例如,高行等学者通过对多所医院的实地调研,运用行为观察法,探索分析环境与患者行为、心理之间的关联性,并从等候环境的秩序性、私密性、流动性等方面提出室内环境优化的原则与方法。张琳梓调研患者、医护人员和陪护人员的心理感受与空间需求,并根据实地调查中发现的现有医院中存在的问题,提出医院建筑的室内环境优化策略。李雅娟和王海瑞分别对医院门诊部和急诊部的室内物理环境进行了优化研究,调查了使用者对于医院室内物理环境(声、光、热)的主观感受,分析使用者的主观感受与客观环境的物理指标之间的关联性,并据此提出医院室内物理环境优化的策略和方法。

Bate 和 Robert 引入产品设计思路,提出"基于体验设计"(experience-based design)概念,强调患者的综合就诊体验,而非针对特定环境要素加以评估,进而更加全面地了解患者对医疗环境的认知。综上,越来越多的研究开始以患者的心理感受、行为模式、就诊体验等方面为切入点,进而提出医疗环境的优化方式。如何让患者摆脱传统医院中常见的紧张不安的心理暗示,获得良好的就医体验,实现新型医学模式下的医疗环境转型,成为当前医院建筑设计的重要命题。

佐治亚理工学院的 Zimring 等学者发表的《循证设计资料白皮书》(简称《白皮书》)中将"建立患者体验为中心的医疗环境"作为医院环境优化的 6 个主要目标之一,并提出减少患者的等待时间和行走距离、增加空间控制感和安全感等具体设计策略。《白皮书》还基于医院建设投资与收益的比例,将"减少患者心理压力"作为最具有性价比的环境优化方向。因此,在《白皮书》列出的18 项医疗环境优化建议中,有 12 项与提升患者的就医体验相关。另外,《白皮书》还指出在医疗环境设计中降低护士的环境压力、疲劳感与提升患者的满意度、治愈率息息相关。

1.1.3　循证设计方法介入

循证设计(evidence-based design)是 20 世纪末在美国兴起的一种建立在循证医学和环境心理学基础之上的设计理论。具体而言,"循"是指遵循与依照,"证"是指实证与数据。循证设计致力于通过建筑设计优化医疗环境的总体运营情况,达到改善患者的康复效果、医护人员的工作效率、医院整体的运营效益等具体目标。1984 年,以 Ulrich 教授在《科学》杂志上发表的 *View through a window may influence recovery from surgery* 为标志,研究者首次通过随机对照实验方式,验证了医院环境能够对患者产生深刻影响,也开创了循证设计在医院建筑环境研究中的应用。

在技术手段上,循证设计强调借鉴临床实验中严谨的研究方法[如随机对照实验、队列分析、元分析(meta-analysis)等],配合严谨的数理统计手段获得可信的研究结论,分析建筑空间环境与实际使用效果之间的客观联系及因果关系,从而为设计师决策提供科学、合理的参考依据,使设计过程变得有迹可循。循证设计排除了经验主义创作方法的桎梏,以数据分析和研究结论代替传统设计中的"直觉"和"经验",使得设计创作与科学研究有机结合,也使得研究者可以获得切实可行的空间优化方案。

循证设计作为循证医学在建筑设计上的延伸,与医疗空间环境的设计与优化具有很好的适应性。循证设计具有一套标准的实施流程与科学的实施方法,能够将人们对环境影响的感性认识转化为数据驱动下的理性研究结果,同时保证研究结果的连续性和准确性(图1-3)。循证设计的出现为医疗建筑设计与优化带来了深远影响。从近几十年来取得的可信研究成果来看,医疗空间环境可以相当程度上改善患者的生理与心理状态,提高医院整体的运行效率与收益。尤其是在患者的主观感受方面,大量循证设计成果表明医院室内环境与患者就诊体验之间存在紧密联系。

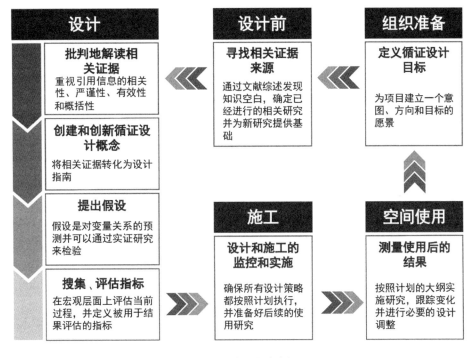

图 1-3　循证设计路径

随着循证设计理论的提出为医院室内环境优化提供了更加科学、可靠的评估手段、测评方法和实现途径,越来越多的研究开始采用对照试验、队列研究、系统分析等方法,量化分析室内环境对使用者的影响,其中的代表性研究成果包括:秦鑫通过实地调查,编制医院使用者声环境满意度评价表,并且结合实测得到候诊区声源和声场数据,分析声环境与患者环境满意度的关联性;谢辉等研究者基于循证设计理论,通过噪声测评、问卷调查等方法,定量分析病房室内改造前后的声环境差异,总结病房声环境的优化因素。不难看出,当代医疗模式正在由"治疗疾病"转向"治疗患者",从"以疾病为中心"转化为"以患者为中心"。因此,如何充分利用循证设计方法,创造与当代医疗模式相适应的医院室内环境,满足患者的心理需求,改善患者的就诊体验,提高患者的治愈效果,创造出温馨、舒适、亲切的人性化医院室内环境,成为当代医院建筑设计师与研究者需要思考的重要课题。

1.2　疗愈环境理论的框架

1.2.1　环境与健康的关联性

(1)压力对健康的影响。

1956 年,蒙特利尔大学病理学家汉斯·塞利(Hans Selye)提出一般适应综合征(general adaptation syndrome)的概念,标志着现代压力研究的开始。塞利通过生物实验发现,许多处于不同类型疾病状态下的个体,会表现出相似的病理反应现象。塞利认为这些相似病理反应不是由特定的疾病产生的,而是机体对于不良刺激产生的一种非特异性生理和心理模式。塞利借用物理学的应力概念,将其命名为压力反应(stress reaction)。

塞利认为持续的压力会让机体经历 3 个阶段:预警阶段、抵抗阶段、疲惫阶段(图 1-4)。预警阶段也被称为"战斗或逃跑反应(fight or flight reaction)"。人体的下丘脑-垂体-肾上腺轴(HPA)和交感神经系统被激活,内分泌系统释放皮质醇、肾上腺素、去甲肾上腺素等压力激素。压力促使心率收缩力增强、血管收缩、肌肉充血,导致心率加速、血压升高、呼吸频率增大等生理指标变化。在心理层面,压力反应使个体产生紧张、恐惧、焦虑情绪,以及视野狭窄、注意力下降、自我关注加强等认知变化。

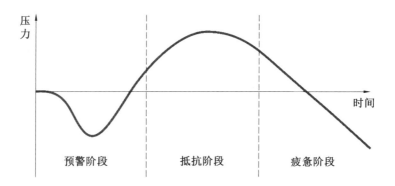

图 1-4　压力反应的 3 个阶段

　　当压力持续一段时间后,机体会进入抵抗阶段,这时身体各项指标会逐渐趋于平缓。如果压力在此阶段消失,机体将恢复到压力之前的状态。但是,当人体长期处于压力状态,身体则会进入疲惫阶段。压力激素的过量分泌会降低体内抗体和淋巴球数量及效用,削弱人体对感染源的抵抗能力,造成伤口愈合缓慢等后果。

　　压力反应是人体应对威胁和挑战的风险应对机制。通过迅速提高警觉水平、增强机体力量、降低疲劳感和疼痛敏感度,人类能够得以应对外部危险,并适应环境威胁,特别是对于野外环境下的生存具有重要意义。但是,如果人类长期处于压力状态,则会让机体处于"非稳态负荷(allostatic load)"状态,抑制免疫系统与消化系统,造成严重的健康风险。

　　在现代社会的生活和生产方式下,人类面临更多的低烈度、持续性的慢性压力源,例如,工作压力、社交压力,以及噪声和拥挤造成的环境压力。压力发生频率与持续时间也使得压力反应的负面作用进一步增强。流行病学研究资料表明,现代社会中,75%～90%的流行疾病与压力有直接或间接关系。与慢性压力高度相关的疾病包括免疫功能障碍、消化性溃疡、心脑血管疾病(心律失常和中风等)及抑郁症等精神系统疾病。

　　压力反应理论的意义在于帮助人们重新认识健康与疾病的成因。传统医学深受笛卡儿心物二元论的影响,普遍将心理感受和生理健康作为两个独立的系统分别进行研究。当时主流医学界认为消极的感受刺激只能造成负面情绪,不能影响生理层面的健康,而压力反应理论则解释了负面刺激如何通过神经系统、内分泌系统、免疫系统的共同作用,潜移默化地影响人体的健康状态。

　　(2)环境对压力的影响。

　　在现代生活中,人们有85%左右的时间在室内度过,室内环境特征能够对使用者的身心压力产生重要影响。环境心理学认为,个体时刻面临来自外部环境的刺激,并不断维持内部环境的相对稳定状态。这种稳定状态并非固定不变的,而是处于"稳态维持—稳态破坏—稳态重构"的循环之中。其中,压力反应被视为稳态关系被打破时个体产生的一系列生理与心理反馈,而压力恢复则是机体在稳态破坏后,重新构建稳态的过程。因此,压力恢复性作为稳态重构指标,能够判断由环境引起的个体心理、生理变化,广泛解释环境对个体产生的影响。这也使得一系列"环境刺激—心理反馈"理论的相关内容都可以被纳入环境压力反应理论的框架之中。例如,刺激负荷理论(stimulus load theory)中提出的"信息过载"可以作为稳态破坏的原因;唤醒理论(arousal theory)中的唤醒水平提高可以归为稳态破坏的结果;适应水平理论(adaptation level theory)中个体的"最佳适应水平"可以被视为个体压力恢复性达到了最优状态。

　　大量环境心理学家采用实证研究方法，探索环境要素与使用者压力的关联性，并尝试通过环境调节手段，调节环境使用者的身心压力。例如，2010年，Fell的研究发现：办公环境的界面材质能够影响办公人员的压力反应，使用者在木质界面中的压力恢复速度显著高于对照组。同年，Alvarsson等人的研究发现：在室内环境中加入鸟鸣声与流水声能够显著降低使用者交感神经兴奋度，加快压力恢复速度。2014年，Fich等人的研究表明：环境封闭程度与心理压力状态具有关联性。2016年，Li与Sullivan通过随机对照实验，进一步验证了：在开窗的教室环境中，学生更容易从压力状态中恢复过来，而这种恢复效果主要来自窗外景观而非来自自然光。

　　国内研究者也针对环境压力展开了大量的研究。其中，有代表性的研究包括吴婧调查了高校教室热环境参数，通过测试使用者的压力反馈指标，发现室内空气流速对使用者压力和心理舒适感的影响规律。研究还指出时间和性别是影响环境压力的中介要素。王娇琳通过实验方法，探索了环境噪声对使用者压力反应的影响程度和变化趋势。兰丽结合临床医学、神经科学和心理学相关理论，提出室内环境因子对使用者工作效率的影响机制模型。在此基础上，通过一系列实验，定量分析热环境、声环境、光环境对人体生理与心理压力反馈的影响，以及这些影响在工作效率上的具体表现。

　　在体力劳动过程中，由于能量消耗，人体更加容易产生身心压力。因此，工厂等体力劳动场所也是环境压力的主要研究对象之一。例如，李训智基于环境要素瞬间变化对人体压力的影响理论，分析不同水平的光热环境下，工人的压力反应水平，提出优化机制模型，并根据两者的关联性提出工厂休憩场所的设计策略。郑国忠则根据温度、相对湿度、劳动强度、使用时间与人体压力指标之间的关联性，分析了高温高湿环境下劳动人员压力反应的发生特征和恢复规律，并提出高温高湿环境下人体压力反应的预测模型。

　　医院是环境压力的高发区域。Lawton与Simon的环境控制模型（environmental control model）提出：环境对个体施加影响的能力与个体的适应能力呈反比。随着身体机能的下降和控制能力的下降，患者对周边环境更加敏感，更加容易受到恶劣环境影响。对健康人群完全无害的环境设计，也能让患者滋生焦虑不安等负面情绪，造成身体不适等一系列问题。此外，患者通常处于相对虚弱状态，压力就会给个体的健康带来严重负面影响，包括加重心脏及其他脏器的负担，抑制免疫系统，减少及降低体内抗体和淋巴球数量及效用，降低人体对感染源的抵抗能力，造成伤口愈合缓慢等严重负面后果，产生一般适应综合征。

　　近年来，医院也越来越重视通过环境设计缓解患者的心理压力水平。在密歇根大学主持的"患者及访客参与项目（patient & visitor participation project）"

中，Carpman 通过 33 个独立研究，调查了超过 3 200 名医院使用者，最终将"移除"医院中的潜在环境压力源作为空间优化的主要目标之一。而在 Volicer 与 Bohannon 编制的压力水平测试量表中，接近一半的条目都与医院室内环境直接或间接相关。

（3）认知对环境压力的调节。

环境对使用者健康的影响十分复杂，总体而言，可以分为直接影响和间接影响两种路径。其中，直接影响的效果更加直观，是以往研究的重点内容。例如，通过优化室内风环境，降低使用者患传染疾病的风险；通过优化室内设施，降低老年人跌倒摔伤的风险。间接影响则是指环境通过对中介要素施加影响，进而干预使用者健康行为的影响路径。例如，在城市设计中，通过优化交通路网，增加居民步行出行的意愿，进而降低肥胖造成的健康风险；通过调节食品环境，降低青少年对不健康食品的消费概率，从而降低青少年肥胖率；通过在社区中植入公园，促进居民的社会交往，以提高居民的心理健康水平。

在微观层面（建筑室内环境），使用者的环境认知是重要的中介要素。早在 20 世纪 70 年代，Folkman 与 Mason 等学者就曾提出在压力反应过程中，心理认知能够对压力源进行主动加工。也就是说，环境对压力的影响不仅取决于刺激的实际强度，还与个体对刺激的心理评价有关。例如，如果居民坚持认为生活环境被污染，那么即使环境没有被污染，这种"环境被污染"的认知同样可以引起居民心理压力，进而影响健康水平。近年来的研究成果也显示，心理认知对压力反馈的影响非常重要，当个体预感到压力源接近时，压力反应就已经产生。

认知评价理论（cognitive appraisal theory）认为，压力认知包含两个阶段：威胁认知（评估压力源的严重程度）和应对认知（评估自身应对压力源的能力）。当评估后的应对资源不足以应对外部威胁时，压力反应就会发生。环境认知评价理论模型如图 1-5 所示。反之，压力反应则会得到缓解或者消失。举例来说，多人间或双人间病房通常会让患者感到缺乏隐私感而产生压力。但是，如果医院在病房中提供隔断等视线遮蔽手段，患者的压力就会由于应对能力增强而得到缓解。在一些特定的情况下，环境压力甚至能够通过认知调节转化为良性压力（eustress）。

作为环境压力的中介要素，环境认知的重要性已经得到确认。但是，中介变量的发生路径至今存在争议。一方面，有学者认为认知是情绪的产物。环境会激发初级情绪反应（initial affective response），瞬间产生对环境的喜好憎恶，进而影响对环境的主观认知。当环境认知评价（cognitive appraisal）完成时，认知结果会再次影响情绪状态。例如，在野外看到一个像蛇的物体，人会本能地感到恐惧（初级情绪反应被激发），但当判断其为一段草绳时，恐惧就会随之消失。

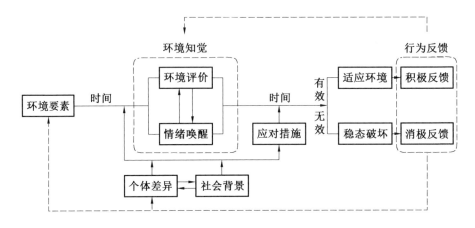

图 1-5　环境认知评价理论模型

另一方面,也有学者提出初级情绪反应和环境认知评价是同时发生的,共同影响最终的心理、生理和行为反馈。

两种认知中介模型如图 1-6 所示。

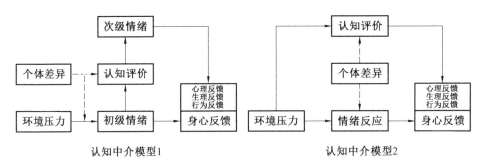

图 1-6　两种认知中介模型

1.2.2　疗愈环境理论的解析

疗愈环境也被称为复愈环境或恢复性环境。疗愈是指人体从疲劳、焦虑、抑郁等负面身心状态中恢复的过程。早在一个多世纪以前,美国景观设计师弗雷德里克·劳·奥姆斯特德(Frederick Law Olmsted)已经发现,自然风景能够通过不易察觉的方式,缓解城市生活的紧张和压力感。大量研究显示某些环境能够加速这一过程,促进使用者的生理与心理健康。Kaplan 与 Talbot 将具有类似效应的环境称为疗愈环境,并将其定义为"帮助使用者从心理压力和疲劳感中快速恢复的环境"。目前,Ulrich 的减压理论(stress reduction theory)和 Kaplan 的注意恢复理论(attention restoration theory)是用来解释疗愈环境影响机制的主要理论。

（1）减压理论。

1983 年，Ulrich 在论文 *Aesthetic and affective response to natural environment* 中提出减压理论，该理论认为特定的环境要素可以直接阻断人体的压力反应，从而调整生理与心理的失衡状态，使其快速恢复到初始状态。减压理论认为环境的疗愈效果来自人类对有利生存环境要素的审美偏好。换言之，那些能够帮助人类祖先生存下来的环境特征（如植物、水源、开阔的视野等），被保留在人类减少压力的环境反馈机制中，并通过遗传的方式存在至今。个体在不同环境下的压力恢复率（使用血压作为生理压力指标）如图 1-7 所示。

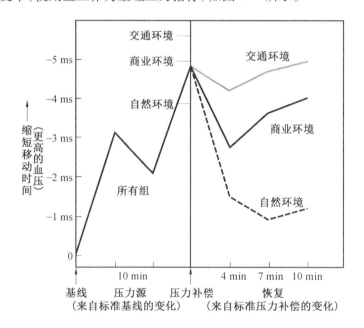

图 1-7 个体在不同环境下的压力恢复率（使用血压作为生理压力指标）

减压理论采用了进化心理学的视角，因此也被称为心理进化理论。Ulrich 认为，人类对周边环境的初级反馈（initial response）是一个缺少主观认知参与的过程，即人类可以瞬间判断环境的好恶。近年来，部分研究成果也验证了这一观点，例如，Bar 和 Neta 的研究发现，与功能相同、语义相近的曲线轮廓物体相比，尖锐轮廓物体构成的视觉刺激更能唤醒人类大脑的压力应对区域（双侧杏仁核）。这证明人类可以绕过主观压力认知方式，通过低层次的视觉感知来直接产生压力信号。

减压理论认为使用者对环境的初级反馈决定了情绪状态，而次级反馈是在有意识的情况下，根据偏好和背景对环境的主观认知，有非常强的个体差异性。

因此,疗愈环境设计的关键在于唤醒使用者的快速积极情绪反馈(quick positive affective response)。Ulrich 将疗愈环境的特征归纳为:自然的内容(natural content)、结构性特征(structural features)、偏转视野(deflected vista)和无危险(absence of threats)。这些要素可以引起积极情绪、限制负面意识,进而降低压力水平。

(2)注意恢复理论。

注意恢复理论由密歇根大学的环境心理学家 Kaplan 提出,该理论将人的注意力分为主动注意(directed attention)和被动注意(undirected attention)。被动注意是指那些不需要耗费心神就可以进行的行为,人们通常会将被动注意施加在那些有吸引力的目标上(例如欣赏美好的自然景观),这一过程不仅不需要观看者集中注意力,还会让观看者舒缓压力、消除疲惫;而对于那些不具备吸引力的目标(例如阅读不感兴趣的论文),观看者就不得不施加主动注意,以确保自己能够集中注意力。注意恢复理论的核心观点在于将主动注意视为一种有限的资源,认为随着主动注意行为持续,主动注意将耗尽,并带来生理疲惫、情绪失控、认知能力和工作效率下降等问题。Kaplan 将这种状态定义为“主动注意疲惫(directed attentional fatigue)”,注意恢复理论进一步指出,特定的环境要素能够帮助使用者恢复主动注意。在一些需要施加主动注意的场合,设计师应该有意识地植入一些引起使用者被动注意的环境要素,以此提高使用者的认知能力和工作效率。Kaplan 认为,引起被动注意是疗愈环境的核心要点,即远离(being away)、延展(extent)、吸引(fascination)、兼容(compatibility),注意恢复理论模型如图 1-8 所示。

远离是通过减少环境中令人不悦的刺激要素,降低使用者的主动注意消耗,让使用者的身心从压力状态中解脱出来。远离压力源是确保环境复愈性的前提条件。远离既包括物理距离,也包括心理距离。前者是让使用者来到一个全新的环境,通过增加物理距离,避开环境中客观存在的压力源;而后者则是通过环境设计,阻断所处环境潜在的负面联想,从而增加使用者与压力源的心理距离。在传染病医疗空间中,患者的活动范围比较固定。因此,主要采用增加心理距离的方式,实现远离维度的环境复愈。

延展指在复愈性环境中,使用者能够感知丰富的知觉信息,为使用者注意恢复提供足够的目标与时间。个体通过感觉器官,不断接受、处理、反馈外部信息。当外部知觉刺激不足时,就会陷入封闭感与孤独感之中。感官剥夺实验表明,当知觉信息完全被阻断时,个体会产生严重的身心问题。延展还包括提供知觉信息的复杂程度,也就是知觉信息是否包含一定的结构性以帮助使用者认知。反之,若环境中存在大量庞杂、无规律的信息,则不利于使用者恢复。在

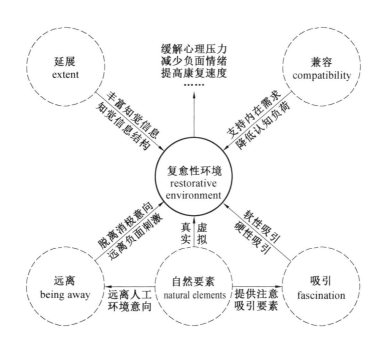

图 1-8　注意恢复理论模型

Hartig 与 Pasini 编制的知觉复愈性量表(perceived restorativeness scale)中,就将"是否感到困惑与混乱"纳入了延展维度的评分中。

　　吸引是通过设置使用者感兴趣的环境要素,转移使用者对消极、负面事物的注意,从而达到身心恢复的效果。由于人类大脑处理信息的能力有限,因此大脑会主动屏蔽一些低强度或低吸引力的非必要信息,而吸引影响路径就是利用这一机制提高环境的复愈效果。吸引又可以分为硬性吸引(hard fascination)与软性吸引(soft fascination)两种。前者通过调动使用者对视觉、听觉、嗅觉等感官的本能需求,直接吸引使用者的全部注意;后者则通过引发使用者更深层的审美、联想、探索等复杂的内在反思行为,间接获取使用者的注意。无论是硬性吸引还是软性吸引,对于使用者来说均能起到复愈效果。而在复愈性环境设计中,通常是这两种影响路径共同起作用。

　　兼容是指环境要素能够符合使用者对环境的期待。同时,考虑到个体对环境的使用目标、需求和偏好存在一定的差异性,在单一环境中达到兼容水平具有一定难度。因此,如何尽可能支持使用者的深层需求,是复愈性环境设计的重点。通过分析 Hartig 与 Pasini 编制的知觉复愈性量表,可以发现提高环境的可供性与可控性是实现兼容维度环境复愈性的关键。其中,可供性是指个体通过直接知觉,感知环境能否为特定行为提供可能性,也可以理解为环境对个体需求的支持能力;而可控性则显示个体对所在环境的实际或主观控制程度。

(3)认知流畅理论。

认知流畅理论(perceptual fluency theory)是近年来提出的理论模型,该理论认为,大脑处理环境信息的流畅程度,决定了环境具有积极还是消极的疗愈效果。自然环境要素中,存在大量有规律的信息,例如自然界存在大量分形几何图案(图1-9)或自相似图案。因此,相比人工环境,自然环境更加容易被大脑处理。而这种环境认知的流畅性,产生了观看过程中的舒压效果。近年来的研究也证实,人们在观看中度分形维度的图案时,会表现出更积极的心理状态和视觉偏好。在一定程度上,认知流畅理论可以覆盖减压理论和注意恢复理论的部分解释场景。例如,主动注意可以被视为认知不畅导致的认知过载,压力增加可以被视为由认知不畅导致的陌生感和危险感。

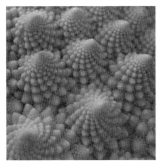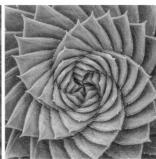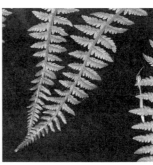

图1-9　自然界的分形几何图案

(4)支持性设计理论。

支持性设计理论(supportive design theory)是Ulrich专门为医院建筑而提出的环境设计理论,该理论延续环境压力理论的视角,将减少压力(或应激)作为医疗环境优化的核心目标,因此这一理论也被称为减压理论(stress reduction theory)。Ulrich基于压力反应的影响机制,从"积极引导""知觉控制""社会支持"3个层面,提出医院环境的具体干预途径。支持性设计理论模型如图1-10所示。

积极引导(positive distraction)是指通过在医院环境中加入带有积极美好意向的环境要素,从而为患者提供一种积极的环境认知,例如,在病房中加入自然要素。感觉剥夺实验证明适度的外部环境刺激是机体健康发展的必要条件,而医院相对安静和单调的环境会引起患者的不安情绪。因此,在医院环境中播放轻音乐,布置四季花园、娱乐设施甚至艺术装置都是加强外部刺激、积极引导患者压力释放的有效手段。同时,Ulrich也强调医疗空间环境需要注意控制积极引导的程度和频度,不仅过高或不足的积极引导会让患者产生额外的压力,一成不变的积极引导(如旋律单调的音乐等)也会加剧患者的心理压力。

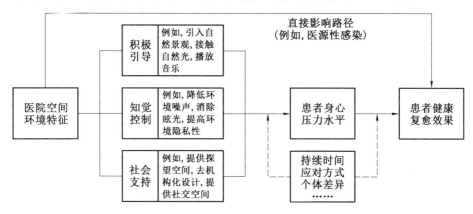

图 1-10　支持性设计理论模型

知觉控制(sense of control)是指提高患者对周边空间环境的控制程度,尤其是减少医疗环境中的压力源,例如,通过为患者提供单人病房来减少噪声的干扰等。环境控制感是影响心理压力的重要因素,Steptoe 与 Appels 的研究表明,缺乏控制感的环境会导致个体出现情绪低落、血压上升、免疫系统失效的后果。另外,Ulrich 还强调环境控制感在一定程度上决定了个体对其他因素的评价。例如,同样听到一段音乐,如果是从邻居家传来的可能让人感到厌烦,而在自己家中播放则会让人感到愉悦。在医院中,患者生理机能下降造成对社会环境控制能力降低,作为补偿,患者对环境的感知更加敏感,会对周边空间环境产生较强的控制心理。然而,传统医院空间通常出于方便管理的角度,有意降低患者对空间环境的控制,实际上增加了患者的心理压力。目前典型的知觉控制设计包括为患者提供单人病房、可调节的灯光、明晰的交通流线,减少外界噪声干扰,提高空间视觉可达性等。

社会支持(social support)是指在医疗环境中,提高患者接受社会支持的可能性与便捷性,例如,在病房中提供会客区域,支持患者家属和朋友对住院患者进行探访。社会支持又可以分为实际支持(received support)和知觉支持(perceived support),支持性设计理论中所指的社会支持主要指知觉支持,也就是让患者在空间环境中得到理解、尊重、关心等情感方面的支持。社会支持和社会交往可以减轻个体的心理压力反应,对适应陌生环境、缓解心理压力、促进身体健康有重要作用。研究表明,在较高水平的社会支持下,心肌梗死患者的致病率会显著下降。在医院空间环境设计中,一方面可以创造一个容纳社会支持行为的空间,例如,为患者家属提供探访空间、等候空间、照料空间;另一方面,可以通过空间组织、室内设计、家居布置直接为患者提供归属感等社会支持感受,例如,创造家庭式的环境氛围等。支持性设计理论延续减压理论的基础框架,从减少压力源、改善压力源评价、提高压力恢复性 3 个方面提出相应的环境设计优化措施。这一理论的提出,为医院室内环境的循证设计提供了优化目标与路径。

支持性设计理论旨在对空间环境与疗愈效果之间的关联路径提出理论假设。因此,支持性设计理论提出之后,大量的研究开始通过实证手段对其理论模型进行反复检验与论证。重要的研究成果有:2003 年,Leather 等学者采用脉搏频率记录与压力量表的方式证明了支持性设计空间对患者显著的压力缓解影响。2004 年,Rabin 研究发现积极的医疗环境导致大脑中压力区域活性下降,体内皮质醇及血液去甲肾上腺素水平下降,由此解释了环境带来的镇痛、镇静、安眠作用,同时从生物医学角度验证了支持性设计理论。2010 年,英国格拉斯哥和伯明翰的两所医院借鉴支持性设计理论的相关内容,在医院中提供社会支持空间,并提高环境的可控制感,营造家庭氛围,有效减少了化学药物治疗患者的压力反应。另外,实证研究也证明了支持性设计理论的有效性。2015 年,Andrade 和 Devlin 研究提取与患者压力反应相关的病房室内环境要素,并在参与者体验环境要素组成的不同室内场景后,询问他们的压力水平。因子分析结果验证了 Ulrich 的支持性设计理论模型能够解释 65.76% 的数据。随后,这些学者又通过患者访谈结合内容分析法,得到了十分接近的数据(64.31%),进一步验证了这一研究结果的准确性。

但是,近些年研究也显示,在支持性设计理论模型的积极引导、知觉控制、社会支持之外,有隐藏的影响压力的环境要素仍然未被发现。而医疗环境对患者压力的缓解作用主要体现在积极引导和社会支持层面,知觉控制对疗愈效果的解释能力较低。这可能是由于患者对环境控制的程度存在一定主观感觉差异性,并且也有研究表明患者参与环境控制甚至可能增加其心理压力与焦虑感。综上所述,未来研究者不仅需要对医院空间要素进一步细化与拓展,还需要逐步完善其理论模型。

(5) 总结。

疗愈环境是一个跨学科研究的主题,包含建筑学、环境心理学、神经科学等诸多专业理论知识。目前,减压理论和注意恢复理论是解释环境疗愈效果的两个主要理论。两个理论具有一定的共性内容,例如,两者均强调自然环境的疗愈效果。但是,减压理论和注意恢复理论也具有一定的差异性。第一,减压理论强调人类对环境的无意识反馈,而注意恢复理论则认为认知参与了环境反馈过程(尽管这种加工是非常快速的);第二,两个理论关注的重点不同,减压理论倾向于利用压力恢复参数(例如,使用者情绪、焦虑感和生理疲劳指数)来评估环境疗愈效果,而注意恢复理论则更加重视评估使用者的注意力恢复水平。由于减压理论和注意恢复理论的解释侧重点有所不同,理论的使用场景也存在较大差异性,因此减压理论常被应用于压力源明确、压力水平较高的环境中,如医院候诊室和检查室等人工环境,而注意恢复理论则适用于并不存在明显压力源的场景,如城市绿地,或需要降低使用者认知负荷的场景,如学校和博物馆。

需要注意的是,随着疗愈环境理论在不同学科得到应用,其内涵也在一定程度上发生了异化。例如,在景观设计专业中,由于研究通常使用 Kaplan 的注意恢复理论作为理论基础,因此往往用复愈性(restorative)指代疗愈效果。而在医疗建筑研究中,为了区别于医源性感染等直接影响治疗效果(curing)的路径,一般采用疗愈性(healing)来指代通过调节使用者的心理状态,进而促进患者治疗和康复的医院建筑环境。heal 一词来源于古英文 haelen,意为"设法保持完整"。本书以医疗建筑作为研究对象,因此采用医疗建筑研究领域对疗愈的定义,即在心理、生理和精神上全面恢复,产生积极变化的持续性过程。在此基础上,本书综合环境压力理论、认知调节理论及疗愈环境的相关研究成果,中和两种环境认知解释路径,将物质环境对使用者疗愈效应的影响路径归纳为"环境-感知-反馈",环境疗愈效应的理论模型如图 1-11 所示。

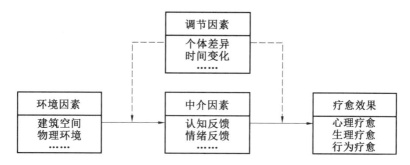

图 1-11 环境疗愈效应的理论模型

1.3 医院疗愈环境的发展

1.3.1 国外医院疗愈环境研究

(1)经验积累时期。

除了为患者提供救治场所之外,"医院建筑环境本身是否可以帮助患者痊愈"这一命题几乎与医院产生的历史一样悠久。早在公元前 400 年,古希腊医学家希波克拉底就曾提出"疾病来源于气候与环境",并认为住宅的朝向、主导风向、清洁水源等因素影响了身体健康。公元前 5 年,雅典和帕加马出现了类似于医院职能的公共建筑埃皮达鲁斯(Epidaurus)。

古代疗愈空间是基于对自然的朴素认识而进行的设计。以今天的视角来看,这种设计带有一定的盲目性和不科学的成分。但是,其中也蕴含着一些古人观察疾病成因而积累形成的有益经验。例如,埃皮达鲁斯通常选址于依山傍海的自然环境,远离密集的民宅和牲畜,会演奏音乐并提供温水浴,帮助来访者放松压力,促进患者身体康复。Gesler 在其著作 *Healing Places* 中,对比了希腊埃皮达鲁斯、英国巴斯温泉、法国卢尔德 3 个古代疗愈空间,提出早期疗愈空间能够通过自然、空间、符号、社会 4 个方面对使用者身心产生疗愈作用。

1859 年,近代护理学和护士教育创始人弗洛伦斯·南丁格尔依据克里米亚战争期间的观察经验,在其著作 *Notes on Nursing* 中,提出了护理环境理论(nursing environmental theory),认为消极的医疗空间会降低患者的恢复速度,总结了有助于患者恢复的医疗空间的特点,如安静、明亮、通风、温暖及低密度。依据这些发现,南丁格尔发明了广厅式医院,这种医院由一条走廊串联行列式病房,病房之间用庭院分隔,以利于室内采光与通风。另外,为了防止传染病交叉感染,医院还设置了隔离病房。典型的广厅式医院包括英国圣托马斯医院(图 1-12)和美国约翰斯·霍普金斯医院(图 1-13)等。

但是,由于缺乏足够的理论基础,这些成果主要是从现象与经验层面对积极的医院环境要素加以总结,而非对原理的认识。正如南丁格尔所言:"我们还不知道形式、色彩和光对我们有什么影响及影响多大,但我们很清楚的是这些因素的确对我们身心有影响。"

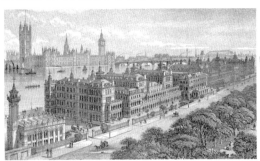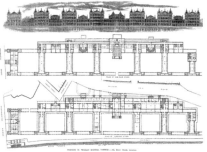

图 1-12　英国圣托马斯医院

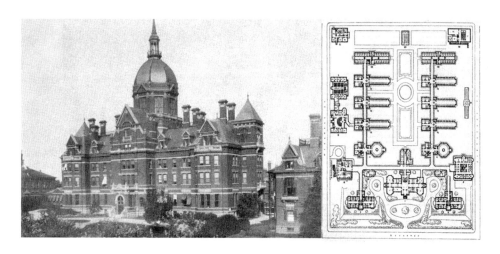

图 1-13　美国约翰斯·霍普金斯医院

（2）观念探索时期。

随着细菌学理论的重大突破，医院的感染源开始被人们所知，一系列围绕阻隔细菌和病毒传播的设计被应用于医院建筑中。这些变化极大地提高了患者的生存率，但也在一定程度上导致"无菌化"成为彼时医疗环境的主要设计目标。一些医院甚至采用服务切分方式，禁止患者活动与家属探访。此外，技术进步带来的电梯、空调、日光灯、机械通风设备让人类对室内环境的控制力进一步加强。在逐渐兴起的现代主义设计的影响下，这一时期医院设计重点关注空间效率和标准化建造，医院被视为"治疗疾病的机器"，以"治疗疾病的机器"为主题的医院广告如图 1-14 所示。

美国沃尔特·里德国家军事医疗中心（图 1-15）是这一时期医院设计思想的典型代表，建筑外观简洁并突出水平线条，呈现出典型的现代主义设计风格。广厅式医院中，为了增加自然通风和采光而采用的竖向高窗被去除。建筑以高效率为主要设计目标，内部庭院被尽量压缩，平面布局紧凑而理性，如同一台高速运转的机械设备。

新型设计有效提高了医疗效率并压缩了建造成本，但同时也造成了新的问题。这主要体现在功能主义导向的设计采用一系列室内物理指标替代了使用者复杂的心理与情感需求。医院建筑由"承载心灵与身体的容器"成为"治疗疾病的机器"。机构化的医疗环境给很多患者带来心情焦虑、情绪紧张、身体不适等问题，甚至连医院建筑的一些典型环境特征，如白色墙面和狭长走廊，已经具有某种符号化含义，足以让使用者产生陌生与恐惧的情绪。在 Moran 等人的《为使用者建造的医院》一书中，作者对医院环境有如下描写："戴着口罩的医生

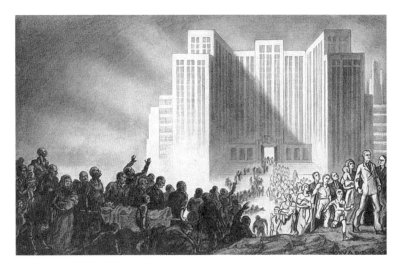

图 1-14 以"治疗疾病的机器"为主题的医院广告

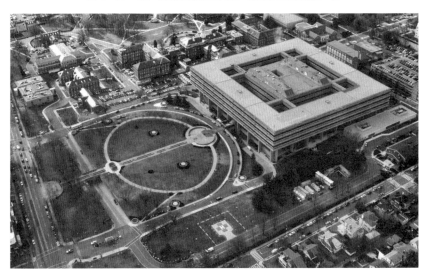

图 1-15 沃尔特·里德国家军事医疗中心

面无表情来去匆匆,恐怖的机器发出迷乱嘈杂的声响,长长的走廊充斥着消毒水的刺鼻气味,让人仿佛置身外星飞船,恨不得马上逃离。"

在《十号病床》(*Bed Number Ten*)一书中,Sue Baier 根据自己住院时的亲身经历,记录了患者视角下的非人性化医院设计的弊端。Baier 因患有格林-巴利综合征而短暂瘫痪,在休斯敦医院重症监护室(以下简称 ICU)治疗了 4 个月,后来又转到普通病房继续治疗 7 个月后才痊愈出院。格林-巴利综合征患者意识清醒,但是行动受限,绝大多数时间要在病床上度过。病房没有窗户、电视或其他装饰物,在住院期间感受不到自然、信息甚至时间,被完全封闭在一个被医疗设备包围的空间,每天只能数天花板上的吸音孔来消磨时间,以至于当作者换病房时提出的第一个要求就是希望到一个可以看到钟表的病房。此外,作者还感觉到自己对所处的病房环境缺乏控制感和安全感,无法控制室内温度、光线、噪声,个人隐私也无法保证。最后,作者还根据使用感受对医院设计的细节提出了质疑,例如,电梯门关闭速度、光滑地板的使用、探访座椅的高度等。这本书出版之后在医院设计领域引起了巨大反响,后来的医院设计大量采用了作者提出的建议。

20 世纪 70 年代后,随着功能主义指导下的建筑环境在实际使用中暴露出越来越多的问题,1973 年发表的《病人和他们的医院》标志着以使用者视角的研究的开始。1977 年,MARU(Medical Architecture Research Unit)发布的研究报告《圣托马斯医院的病房评价》对当时流行的现代主义医院使用效果提出质疑。研究通过对 3 家医院历时 18 个月的调研,发现当时的医疗环境评价准则与患者的实际需求存在较大分歧。报告指出效率导向下的现代医疗病房由于忽视了使用者的感受和体验,反而不如传统医院病房受到患者欢迎。

悬铃木联盟(Planetree Alliance)是 1978 年成立于美国康涅狄格州的非营利性医疗组织,组织的创立者 Angelica 针对当时患者在就诊过程中的不良体验,创立了首个致力于从患者视角提高医疗服务的机构(图 1-16)。在其推出的悬铃木模式(planetree model)中,强调了保证患者接触自然、保护患者隐私与空间控制感、鼓励患者社会交往等医院设计原则,并按照急救护理与持续护理分别制定了设计指南。悬铃木模式深刻地影响了后来的医疗建筑设计,促进了疗愈花园、交互电视、家庭化病房等措施在医疗建筑中的应用。此外,越来越多的随机试验显示,在采用悬铃木模式改造过的医疗环境中,患者的满意度与医疗成本都显著提高。

总体来说,这一阶段的研究对忽视患者感受的医疗环境进行了纠正。但是,大部分研究者仍然认为生理支持(physically support)是提高患者康复速度的主要途径。例如,通过降低医源性感染率、意外伤害率等指标,直接提高患者的健康效益,而心理支持则被认为是提高医院服务质量的手段。这主要是由于"环境满意度""环境吸引度""环境偏好"等患者心理评价指标与患者健康效益之间的关联性并不明确,尤其是缺乏病理学层面的有效证据。

在这一时期,环境优化的目标主要基于市场竞争,导致一些医院在设计时过于依赖患者的评价,以至于产生大量"酒店式医院"。这种医院设计方式后来受到了专家质疑,即使用者满意的环境是否等同于疗愈环境。如 Williams 就曾强调在医疗环境设计上不应以"取悦患者"作为设计的最终目的。美国健康设

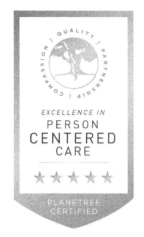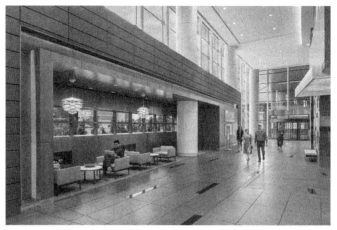

图 1-16　悬铃木标志及获得悬铃木认证的医院

计中心（Center for Health Design）主任 Malkin 更是直接将这种使用者意见主导下的设计模式讥讽为是在"设计殷勤好客"。

（3）理论建构时期。

20 世纪 90 年代以后，研究者开始探寻医疗环境与患者健康的关联性。1984 年，Ulrich 通过对宾夕法尼亚医院 1972—1981 年病房记录的调查发现，如果患者所处病房的窗户面对自然景色，患者可以获得更快的恢复速度，以及更少的镇痛药服用剂量（图 1-17 和图 1-18）。研究的重要意义在于第一次通过严谨的数据收集与分析方法，证实了医疗环境对患者康复具有显著影响，为这一经验性结论提供了科学依据。在此之后，疗愈环境的目标不再局限于提升医院的市场竞争力，患者的恢复程度、心理感受、医护人员的工作状态都成为研究的重点。

1990 年，Ulrich 在学术报告《压力：痊愈的阻碍》中提出，医疗环境通过让患者产生心理压力来影响治疗效果。大量医学研究表明，心理压力与生理系统有直接的关联，包括导致肌肉僵硬、血压上升、肠胃紊乱、人体免疫力下降等。压力还可以通过左右患者行为来间接影响治疗效果，如失眠、易怒、不配合治疗等。1991 年，Williams 在世界医院设计论坛上发表主题报告《为疗效而设计的医院》。在报告中他提出，在对医疗环境进行评价时，应注意不同受访者的差异性，尤其应该注重医护人员的意见。Williams 通过分别分析脑部受伤患者、情绪障碍儿童、重症监护室的成人与新生儿截然不同的环境需求，佐证了自己之前的观点，并提出疗愈环境的重要特征之一就是考虑到患者的特殊需求。这也是最早关于疗愈环境中文化差异性问题的研究。

在这一时期，开始形成由跨学科专家组成的科研团队，协同探索医疗环境

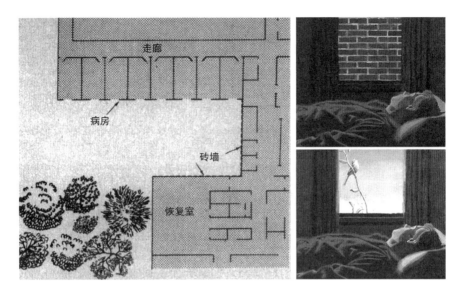

图 1-17　Ulrich 研究的医院病房平面及窗外景观示意图

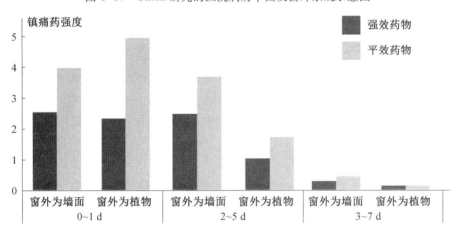

图 1-18　病房窗外景观对患者疗愈效果的影响

与患者疗愈效果之间的复杂关联性。其中,最具代表性的合作项目是由美国健康设计中心发起的"卵石工程(Pebble Project)",其中"卵石"意为"向水中投入一颗石头,泛起的涟漪可以覆盖池塘"。此项工程旨在通过一系列关键医疗环境问题的研究、实践、评价,推动整个医疗体系服务质量的提高。"卵石工程"在美国波利斯、卡拉马祖、圣地亚哥等地的医院进行了疗愈环境的改造工程。通过对比之前医院的相关数据发现,改造后的医院在患者转院率、医疗失误率、镇痛药服用剂量等关键指标上取得了良好效果。

（4）方法革新时期。

进入 21 世纪之后，疗愈环境理论在医疗建筑领域得到更加广泛的应用，特别是随着循证设计方法的提出，研究者开始运用更加科学、严谨的方法来检验医疗空间对患者的影响，主要进行以下 3 类研究。

第一类是实验研究，研究者采用实验室或自然实验法，检验空间布局、界面装饰、声环境与光环境等医疗环境要素对患者疗愈效应造成的影响，并取得丰硕的研究成果。其中，大部分研究采用控制变量的方式，研究特定医疗环境参数变化对患者疗愈效果的影响。例如，Walch 等人通过组间对照实验，探索光环境对术后患者的影响，发现在较高光强度环境下，患者心理压力的缓解速度显著提高，且镇痛药的服用剂量减少 22%。Beukeboom 等学者通过交叉试验，发现与对照组相比，候诊室中的自然要素能够使患者自测心理压力水平降低 10%，Park 等人的研究也得出了类似的结论。

值得注意的是，在实验类研究中，越来越多的研究根据患者心理与生理压力评价医院环境疗愈水平，而注意力恢复水平这一指标则更广泛地应用于城市视听景观的疗愈效果评价。这在一定程度上显示 Ulrich 的压力理论和 Kaplan 的注意恢复理论逐渐形成适用的理论解释场景。

第二类是文献研究，即通过文献系统分析（literature systematic review）或文献元分析的方式，对之前专著、论文、报告等文献的结果进行定性或定量化归纳，提出关于某一类研究方向的趋势性结论。最早采用这一方法的是约翰斯·霍普金斯大学的 Rubin 等研究者，通过对 84 篇文献的系统分析，证实了声音和自然光等环境要素对患者疗愈效果的显著影响。

更多有关疗愈环境主题的文献研究开始出现，其中最重要的成果之一来自得克萨斯州 A & M 大学、佐治亚理工学院、密歇根大学等机构的研究者联合发布的报告《21 世纪医院环境的作用》。报告针对医疗环境对使用者的影响这一主题，对 1968 年之后发布的 600 多份同行评审文献进行了系统的筛选和检验。根据文献证据级别，报告归纳了能够显著影响医护人员工作状态、患者医疗安全及医院整体运营状况的环境要素。报告明确了研究范式和研究主题，对后续研究有重要影响。

其他重要的文献研究成果还包括：Dijkstra 和 Pieterse 等学者检索了 2005 年后发表的 4 075 篇有关医院环境与患者心理反馈的文献，并从中提取了 30 篇有效研究。文献系统分析结果显示，医院室内环境与患者心理压力反应存在显著关联性，但是研究结论不一致，还难以形成基于证据的医院环境设计指南。Rashid 和 Zimring 对 1960 年后有关室内环境对患者影响的实证文献进行了综述，研究从噪声、温度、光环境、空气质量 4 个方面归纳了现有研究结果中"医疗环境-压力恢复"关联性的证据级别。

2014 年,Laursen 等学者基于循证医学的 PICO(population,intervention,comparison,outcome)检索模式,对 1966 年之后关于医疗环境对患者影响的文献进行挖掘。由于筛选标准较高(随机对照试验),仅有 14 篇文献被纳入分析范围。系统分析结果显示,室内视觉和听觉环境能够显著干预患者的心理压力、疼痛和焦虑感。2016 年,Wilson 等研究者基于医护人员视角,对 2004—2014 年关于医院室内艺术要素与使用者关联性的文献进行了系统回顾。在筛选出的 27 篇文献中,分析结果显示在室内环境中置入艺术要素(包括视觉和听觉艺术),能够缓解患者和医护人员的心理压力,并且能够提高医患之间的交流水平,建立更融洽的医患关系。

第三类是理论研究,自诞生之日起,疗愈环境理论就不断被后来的研究者完善。特别是近些年来,随着观察数据的积累,疗愈环境的构成要素、影响路径和影响效果逐渐清晰。2009 年,Sternberg 在其学术专著 *Healing Spaces：The Science of Place and Well-Being* 中,从神经生物学角度解释了室内环境如何通过大脑和免疫系统的相互作用机制激发或抑制压力反应,进而影响患者的健康状况。Quan 等研究者基于支持性设计理论,对传统影像室进行优化,具体手段包括:减少噪声、视觉刺激过载等压力源,增加彩色界面、自然要素等注意力转移目标,并提高患者对环境的控制能力,从而减少患者对医疗环境的压力反应。2018 年,Patterson 等研究者从医院陪护人员视角,探讨了疗愈环境的优化问题。研究通过对患者、护理人员进行访谈,采用扎根理论挖掘访谈数据,提出病房室内环境更新的理论框架。

这一时期,部分医疗建筑开始基于疗愈环境理论设计。因此,部分研究开始检验这些落成建筑的实际效果。例如,2003 年,Leather 等人研究了医院候诊室装饰风格对患者的压力恢复性影响。通过对 145 名门诊患者进行结构式访谈发现,在经过支持性设计优化的室内环境中,患者对所在医疗环境的评价更积极,患者的压力恢复水平也更高。2018 年,Ulrich 等研究者对两所医院的运营状况进行了对比,发现在采用"减压优化"的医院中,患者的综合健康水平更高,且负面行为更少。

总体而言,国外对医院疗愈环境设计进行了长期研究,积累了大量研究与实践经验,完成了疗愈环境理论架构并成功将其纳入循证设计方法之中,使其成为评价医疗环境质量的重要标准。

近年来,随着技术的发展和研究范式的确立,学界更加注重实验法,通过对比不同医疗环境下,使用者心理(心理压力、主观情绪、焦虑感等)、生理(血压、心率、脑电图、皮肤导电性等)和行为指标(抱怨次数、过激行为、回访次数等)的差异性,结合环境心理学、环境行为学、神经科学等学科相关知识,分析环境因子对患者、医护人员、陪护家属的影响效果。值得注意的是,大部分文献采用"点对点"的思路,探讨特定环境因子与疗愈效果之间的量化关系。这部分成果属于在减压理论或注意恢复理论框架下,对传统疗愈环境理论的修补工作。然而对于环境疗愈机制,特别是环境影响路径的研究并不多,还需要在未来进一步探索。

1.3.2　国内医院疗愈环境研究

进入 21 世纪以来,我国医院建设进入迅速发展时期,不仅建设质量与创作理念有所提高,关于医院的研究也进入了一个新的阶段,医院疗愈环境的研究也逐渐成为一个热点。我国疗愈环境的研究已经取得了相当的进展,研究成果主要集中在理论研究与设计研究两个方面。

(1) 理论研究成果。

在疗愈环境理论被引入国内之前,我国医疗建筑设计专家已经提出类似疗愈环境的概念,例如在 2002 年出版的《现代医院建筑设计》一书中,罗运湖从医疗模式转化的角度,说明了患者对医疗环境的心理需要。书中根据马斯洛需要层次模型将患者的心理需要分为生理、心理、社会 3 个层次,并提出相应的环境设计要点。作者认为患者的生理舒适是心理愉悦的前提,而医院知觉环境则决定了生理舒适程度,并针对听觉环境、嗅觉环境、色彩环境分别提出环境优化原理与措施。这一观点为后来大量的研究提供了理论基础。

2002 年刊载于《世界建筑》的译文《医疗科技的进步,医院的可变性和健康的环境》是目前所知最早介绍医院疗愈环境的文章。文章回顾了 Ulrich 等人的研究成果,同时结合近些年一系列医院工程实践,归纳了医疗环境对患者康复效果的影响路径。作者预见性地提出环境疗愈作用将成为未来评价医院设计的重要因素。

2008 年发表的《走向生态自然观的医院建筑康复环境》是国内第一篇将医疗建筑与疗愈环境结合的学术文章。这篇文章基于威尔逊的亲生物假说(biophilia hypothesis)理论,提出人的健康与自然在物质和精神层面上具有关联性,并在此基础上,从生态自然观与循证设计的角度,发掘医院中促进患者健康的自然环境要素,提出自然观的康复环境设计方法。这篇文章开启了新的研究视角,对后续研究有重要的启发价值。此后,越来越多的研究者开始尝试医疗环境的疗愈效应研究。典型的研究成果包括王晓博在论文《以医疗机构外部环境为重点的康复性景观研究》中,基于人体患病机理,结合环境心理学相关理论,提出提高康复性的医疗机构外部环境的优化目标,归纳了疗愈环境的构成要素、组织规律及时空性特征。作者所提出的医院外部环境、临终关怀花园、疗养康复景观环境设计要点,对医院疗愈景观设计具有重要指导意义。

疗愈环境理论是生发于西方的设计理论,为解决理论"水土不服"的问题,我国研究者对比国内外文化背景、医疗制度、工艺技术等方面异同,根据我国实际情况,提出医院的疗愈环境设计建议。这方面的主要研究成果包括:格伦在回溯疗愈环境在中西方的起源与发展的基础上,从艺术作品、室外花园、物理环境 3 个角度介绍了当前西方疗愈环境的研究进展,将西方疗愈环境与中国传统园林、医疗哲学进行比较,分析了中西方疗愈环境理念的差异。申于平对比中国与德国医院建筑在疗愈环境方面的异同,探讨了德国疗愈环境对中国医院设计的借鉴意义。唐茜嵘和成卓通过分析美国医院疗愈环境设计案例,从直接影响与间接影响两个维度,提出医院疗愈环境的设计方法。

(2)设计研究成果。

2010 年以后,随着医疗建筑建设量的增加,以及疗愈环境理论在国内被广泛接受,越来越多的实践项目尝试加入疗愈环境要素,研究者开始关注医院疗愈环境的设计策略问题(图 1-19)。研究的主要路径是采用问卷或访谈方法,调研医院建筑使用情况,收集患者的心理需求与使用感受,分析医院环境对使用者的不利影响。在此基础上,结合疗愈环境的影响机制,提出医院疗愈环境的设计策略。其中,比较有代表性的成果为姜倩对大型综合性医院外部疗愈环

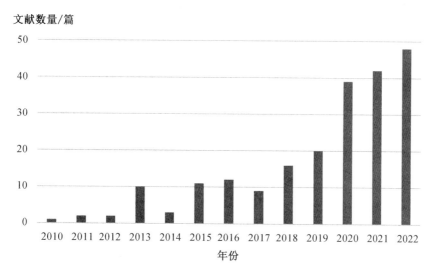

图 1-19　2010—2022 年 CNKI 刊载的有关医院疗愈环境的设计策略主题的论文数量变化

境的评价及设计研究。作者基于 Kaplan 与 Ulrich 的环境压力恢复理论,提出综合性医院外部环境康复性评价指标,并采用层次分析法建立了康复性评价模型。最后,研究应用模型对上海 3 所甲级医院进行实证评价,分析当前医院环境中发现的问题,从通用性、多样性、感知性 3 个方面提出医院外部环境的优化策略。与之类似的研究还包括王雪峰结合医院设计案例分析,总结归纳疗愈环境的设计原则,并从互动式、情景式、艺术式、地域式 4 个角度提炼了疗愈环境的设计趋势与策略。

清华大学的刘博新在其博士论文《面向中国老年人的康复景观循证设计研究》中,通过测量老年人压力反应的各项生理指标,评估康复景观要素的影响水平,进而提出具体的自然环境设计优化建议。2016 年出版的《治愈空间:医疗建筑设计》是比较系统地介绍医院疗愈环境设计案例的著作,收录的文献从不同角度展现了医疗环境研究的前沿成果和潜在挑战。书中提出随着医院职能的转变,当代医院环境更加需要具备人文品质,满足不同使用者多样化的空间情感需求。书中将这一医疗环境特征定义为"空间治愈力",并强调通过循证设计与情感体验结合,促进患者康复。书中还通过案例分析总结了空间治愈力的 5 个要素:环境的社会公共性、环境的物理舒适性、环境体验的全纳性、空间衔接连续性、户外景观完整性。这一理论的提出丰富了医疗环境的内涵,对后来的研究有重要的借鉴意义。

总体来说,近些年来,疗愈环境理论成为国内研究的热点话题,提升患者疗愈效果的医疗环境优化已经成为医疗环境发展的重要趋势。但是,在医院疗愈环境研究方面,仍然存在以下问题有待解决。

首先,疗愈环境理论与医疗建筑设计的交叉研究还比较有限。现有研究多针对工厂、教室、住宅等建筑类型或"太空舱"等特殊功能空间。医院室内环境作为心理问题的高发区域,尚未得到系统性的研究,也很少有研究从减少患者心理压力角度提出室内环境的具体优化方案。仅有一些护理学方面的研究,从加强环境预适应与减少环境压力源角度提出一些干预措施。

其次,研究视角较为单一。疗愈环境理论是由亲生物假说等进化心理学方面的知识结合环境心理学理论发展而来的。因此,最初主要被用于解释景观偏好方面的问题,这使得目前研究成果大量集中在绿色景观对患者身心压力恢复的影响方面。然而对其他环境因素的研究相对薄弱,并且较少有研究针对各环境因子的影响效果进行横向分析比对。这导致在设计实践中难以评估室内环境因子的优化级别,从而提出有针对性的优化建议。

　　再次,自然实验法存在一定的局限性。既有研究大多从实际医院环境中收集数据。但是,以真实生活场景作为实验条件会存在较多的干扰因素,现实条件下也很难做到对实验变量的绝对控制。同时,各研究之间采用的环境疗愈效果评估指标也不尽相同,这使得针对同一问题的不同研究结果存在较大差异性,甚至对于一些关键环境因子的影响效果也没有形成统一的结论。

　　最后,定量研究成果相对有限。目前,国内针对医院疗愈环境的研究成果以定性研究为主,即通过理论推导和案例分析的方式,提出疗愈环境设计原则与策略。这类研究成果以实践为导向,以实际问题为出发点,十分便于为设计提供思路。但是,目前对环境因子与疗愈效果之间的影响水平和路径还有待探索。这就需要我们通过实证研究,形成可重复的研究成果,并将其纳入循证设计的体系中,实现研究成果向设计实践的转化。

第2章 疗愈型医疗环境的实证研究

2.1 实验准备

2.1.1 理论准备

环境对使用者的影响是环境心理学的研究主题之一。历史上,持有环境决定论(environmental determinism)的学者认为环境因素与个体行为之间具有必然的因果关系。也有研究者试图将环境与个体的关系完全割裂,将行为视为个体绝对自由意志的结果。虽然以上两种观点均可以分别解释一部分环境心理学现象,但是不免带有机械唯物主义或唯意志论色彩。

本书此次研究主要基于环境忽然率论(environmental probabilism),该理论中和了物质论和意志论,提出环境对人的影响既不是绝对的因果关系,也不是完全脱离所在环境的主观认知结果,而是物质环境、个体认知、组织方式等因素,通过一定系统关联性共同形成的结果。因此,虽然环境要素与压力恢复性之间的关联机制十分复杂,但这并不意味着环境的影响无迹可寻。我们可以通过实验、观察等手段,结合数理统计与分析,对"环境要素-压力恢复"关联性的特征、强度、频率进行探索与了解。同时,可以通过支持、控制、诱导等环境介入手段,在一定程度上干预患者的生理与心理状态。

(1)环境因子的影响路径。

环境因子是指构成环境稳定特征的基本要素,包括空间形态、空间尺度、界面材质、界面色彩、界面线条、室内陈设等。尽管从物理角度来说,在同一室内环境的场景中,上述环境因子同时客观存在,但是,由于人类获取环境信息固有的感知特征(如环境信息的87%来自视觉感受),人们对于不同环境因子的主观感知水平并不完全相等。概率知觉理论认为,人类不断对使用环境进行主动知觉解释。也就是说,环境感知不完全等于环境的客观物理特征。相反,使用者会对环境中存在的各个环境因子赋予不同的知觉权重,并最终形成总体环境知觉。布伦斯维克的透镜模型(lens model)就描述了真实的环境特征经过放大、过滤、重组等过程后,异化形成的环境知觉。因此,不同环境因子与使用者压力恢复的相关程度具有很大的差异性。目前多数的实证研究结果也表明,只有部分环境因子的调整、组合、优化能够对使用者的压力恢复性造成显著影响。

（2）复合因子的交互影响。

系统论认为系统的整体功能会呈现出各要素孤立状态下所不具备的属性。在空间环境系统中,室内环境因子不仅能够对使用者产生独立影响,还能够通过多因子之间的组合,对使用者产生更加复杂的交互影响。这种交互影响既可能表现在多个环境因子对使用者的总体影响上,也可能表现在环境因子的相互作用上。

在总体交互作用方面,环境心理学的格式塔概率模型表明,环境因子的总体作用不等于单个因子作用的简单累加或机械组合,而是"整体大于各部分之和"。在环境因子间的交互作用方面,由于使用者对环境的总体感知规律,使用者对某一项环境因子的感知往往会受到其他因子干扰。例如,Stamps 的一项研究证明,环境色彩与空间围合度均能显著影响使用者对空间面积的感知。徐虹的研究也发现了空间高度、平面尺度、环境色彩对使用者的空间感知具有交互作用。复合环境因子也能通过交互作用影响个体压力恢复。例如,Annerstedt 等人的研究发现:视觉环境因子与声音环境因子能够对个体的压力恢复水平产生显著的交互影响。Chamilothori 等研究者通过虚拟现实(Virtual Reality,简称 VR)技术,证明立面遮阳样式与光环境能够产生显著交互效果,影响室内环境使用者对环境的主观评价和生理反馈。

建筑空间除了具有环境属性外,还具备一定的功能属性。空间的功能属性是指基于具体功能用途而划分的空间类型。由于空间功能类型为环境赋予了特定的使用目标与相应的使用方式,这在一定程度上决定了使用者在环境中的使用时间、感知水平、行为方式、组织模式,间接对使用者的环境知觉产生干预、控制、强化等影响。同样环境特征的空间会因为功能、用途不同,而对使用者产生截然不同的影响效果。

医院建筑中功能空间种类繁多,仅患者能够接触或使用到的空间就包括门诊大厅、候诊室、诊室、检查室、手术室、病房等。这些空间在容纳患者的生理与心理状态、空间的具体使用流程、医护人员的介入方式等均存在很大差异。相应地,在这些空间中,使用者压力反应发生的频度、水平、持续时间等方面也存在较大的差异。另外,与商业、会展、居住等空间环境中产生的大量随机行为不同,医院的空间使用方式受到就诊流程的限制。相对固定的患者行为模式使得不同空间中患者压力反应的变化更加具有规律性。

除了环境因子间的交互作用,大量研究还表明环境因子与空间功能能够对使用者的身心状态产生耦合(coupling)影响。耦合属于物理学概念,指的是多系统要素之间紧密联系、相互关联、彼此影响,进而形成新的结构与功能统一体,对目标共同施加作用。在医院建筑中,室内环境因子与功能空间类型属于空间环境系统下的两个子系统,在不改变各自原本特性的同时,对患者的影响高度聚合,体现了一种耦合化的相互关系。一方面,室内环境因子为患者压力反应的发生或缓解发生提供物质条件。另一方面,功能空间类型决定了压力反应发生的可能性、严重性和持续性。对于特定空间类型来说,某一些环境因子的压力恢复效用会被放大或减小。例如,2019 年,Chamilothori 等人的研究表明,当空间的功能由工作变为社交时,空间使用者的生理压力恢复指标及对环境因子的主观评价都发生了显著变化。

综上所述,目前环境因子的交互作用得到了更加广泛的关注。但这些研究多集中在办公室、火车站、城市广场和学校等空间类型中,而在对医院建筑的研究中,目前大部分成果探索单一环境因子对患者或医护人员的影响。虽有部分文献涉及多环境因子的交互作用,但多以定性研究为主,对于医院建筑循证设计的指导价值有限。医院室内环境作为一个整体的系统,其对使用者的影响由单一因子影响和复合因子交互作用共同构成。因此,在实际工程实践中,需要考虑的不仅包括单一环境因子造成的影响,还应充分纳入多维度环境因子之间的交互作用。

(3) 个体差异的调节作用。

在相同环境下,不同个体往往表现出不同甚至截然相反的环境反馈,表明个体差异在环境影响中起到重要的调节作用。场动力理论(field dynamic theory)表明人的行为与心理受到外部刺激与内部动力共同影响。环境心理学研究者提出多个理论模型,解释个体差异在环境压力影响中的作用,例如,用坚韧型人格、积极情绪性、自我效能感、环境吸引力等概念来解释个体间的压力反应差异。其中,Aaron Antonovsky 提出的"心理一致感"(sense of coherence)具有一定的代表性。心理一致感理论认为,个体应对环境压力的能力来源于一种保持内部自信、可控、有意义的心理保护机制,能够在环境压力下减少疾病发生,维护身心健康。心理一致感由可理解感(comprehensibility)、可控制感(manageability)、有意义感(meaningfulness)3 个要素构成。其中,可理解感指的是个体认为环境压力或刺激是可以理解与预测的;可控制感指的是个体认为自己有能力处理面临的压力,并将压力控制在能力范围之内;有意义感指的是个体对生活具有积极的态度,认为接受的挑战是有意义的,值得为之付出与投入。临床研究显示,相同环境压力下,心理一致感强可以改善个体的焦虑、抑郁症状,降低罹患疾病的概率和疼痛水平。

总体而言,环境心理学认为,环境使用者的"感知差异"和"认知差异"是影响其环境压力效应的主要个人因素。其中,感知差异包括对环境刺激感知的阈值、范围、敏感度等;认知差异则包括对所感知环境信息的预期、筛选、加工、处理的方式。早期研究倾向于通过先天特征(如性别)或后天因素(如文化环境、教育背景、个人经验)对造成环境压力反应的个体差异性的原因进行解释,如"环境信息过滤能力",但是其解释能力尚未得到证实。

2.1.2　方法准备

(1)实验研究思路。

环境心理学研究常采用问卷调查、访谈等主观感知调查法获取医疗环境使用者对环境的评价。这类方法虽然具有省时省力、易于量化的优势,但是,主观感知调查法在设计方面应用的有效性仍然存在一定争议性。人机交互学家 Nielsen 曾提出:"不要看用户是怎么说的,而要看用户是怎么做的。"研究表明,参与者在问卷中填写的设计偏好与他们的实际选择只有 50% 左右的关联性。问卷调查在医疗环境研究上的局限性尤为明显。康涅狄格大学 Andrade 和 Lima 等人的研究表明,在对医疗环境的问卷调查中,患者仅仅对负面环境要素比较敏感,而一旦环境让使用者基本满意,则参与者很难提出锦上添花的建议。也就是说,问卷调查等主观感知调查法更适合作为发现环境问题的工具,而不是作为优化环境的手段。

近年来,随着心理量表的开发、便携式生理指标测量设备的发展,以及实验型环境心理学研究范式的确立,越来越多的环境心理学研究采用实验研究方法,探索"环境特征-用户反馈"问题。例如,杨静通过等效实验方法,量化环境参数与压力反应指标之间的动态关系,并采用多级模糊综合评判方法改进的加权平均模型,建立声音、色彩环境因子水平与使用者压力反应程度的数学模型。又如,李永强通过人工气候仓展开一系列实验,探索了人体在热环境下的生理指标变化特征,并建立了高温环境中,劳动人员压力反应的动态预测模型。

研究总体上采用实验研究思路,通过操纵自变量(环境因子),观测因变量(复愈效应)的变化趋势,分析医院环境和患者个体差异等要素对患者疗愈效应的影响。具体而言,就是通过比较不同实验条件下,患者的各项疗愈指标的差异性,探索医院室内环境对患者的影响规律。通过精准控制单一环境参数,可以有效规避真实环境中的不可控因素,定向分析环境变量的影响。

具体而言,实验研究法又可以分为自然实验法(natural experiment)、实地实验法(field experiment)和实验室实验法(laboratory experiment)。但是在医疗建筑研究中,以上实验研究法均存在一定难点。具体而言,自然实验法与实地实验法能够确保实验条件的真实性,但是实验过程中存在大量的不可控因素(如气候变化的影响),导致实验结果准确性不足。实验室实验法能够实现对实验条件的准确控制,但如果搭建真实空间环境作为实验条件则实验成本过高。针对这一情况,此次研究将引入虚拟现实技术,作为实验条件的呈现方式。

(2)虚拟现实技术。

实验场景可以分为真实场景和人工场景,其中,真实场景又被称为自然场景,是将真实世界中发生的现象作为实验条件,而这些现象恰好形成了实验组与对照组。这种实验条件能够在一定程度上保证实验结果的真实性与完整性。但是,真实场景限制了研究对实验条件的控制能力,例如,在现实世界中,很难找到与实验目标一一对应的真实场景。另外,在已建成建筑中,受到场地限制,难以对大量无关环境因子进行有效控制,也很难在原有室内环境中自由增添或减少环境要素。

人工场景则是根据实验目标,将现实场景转化为实验条件,并控制无关变量。人工场景由于可控性强,能够构建一些复杂的实验条件,在环境心理学研究中得到了广泛应用。受技术手段限制,以往大量的研究采用实景照片、经数码处理的图片、剪辑处理的视频等作为人工场景的模拟手段。这些方法在操作便捷方面存在一定优势,但是,这些传统方法还是难以还原现实环境的光感、清晰度、立体感、景深等视觉效果。各种实验场景对实景的还原程度如图2-1所示。

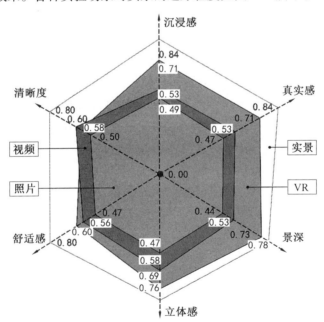

图 2-1　各种实验场景对实景的还原程度

(图片来源:徐磊青,孟若希,黄舒晴,等.疗愈导向的街道设计:基于 VR 实验的探索[J].
国际城市规划,2019(1):38-45.)

近年来,随着虚拟现实技术的日益成熟,虚拟现实环境能够为使用者提供更加真实的沉浸式环境体验。大量实证研究结果也表明,参与者在虚拟现实场景中的生理、心理、行为反馈均与真实场景中的反应相近,并不存在显著差异性。例如,2018 年,Yin 等人的研究结果表明,在虚拟现实场景下,使用者的心率、血压、皮肤导电水平、认知能力、情绪水平与真实场景中的高度相似。陈娜等研究者基于 ErgoLAB 人机环境同步云平台,分析了虚拟火灾场景下的个体压力特征。越来越多的环境心理学家开始采用虚拟现实场景代替传统人工场景进行环境心理学实验(图 2-2)。

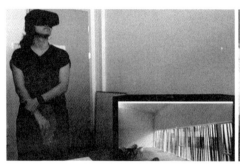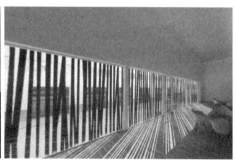

图 2-2　虚拟现实场景在环境心理学中的应用

本书研究基于虚拟现实场景与实验室研究相结合的研究方法,采用"基础模型建构—实验参数调整—虚拟场景生成"的实验条件转化路径。首先,通过医院建筑的案例分析和实地调研,收集医院空间形式、环境设计参数,基于 3D MAX 软件,建立实验所需室内空间的数字化三维模型。其次,根据特定实验目标,调整模型场景的某些设计参数,还原真实场景中的景深、材质、光线、阴影等视觉效果。最后,将调整完成后的模型导入 HTC Vive 虚拟现实设备中,作为供参与者体验的实验条件。

在获得实验数据后,研究采用单因素重复测量方差分析(One-way Repeated Measures ANOVA)及多因素方差分析(MANOVA),分析单一环境因子对患者疗愈效果的独立影响、复合环境因子对患者疗愈效果的交互影响,建立环境因子变量与患者疗愈效果的量化关系。由于控制了其他影响因素,因此可以认为自变量造成了实验结果的差异性。

(3)环境疗愈性的评价指标。

在广义层面上,疗愈环境理论中"疗愈"是指个体从负面身心状态中,恢复到正常状态的过程,个体恢复速度越快,则环境的疗愈效率越高。需要注意的是,由于空间的功能属性、使用目标、主要使用群体存在差异性,不同功能空间往往采用不同的疗愈评价指标。例如,在需要脑力劳动的教学空间中,研究者常使用注意力恢复速度作为疗愈指标。在需要保持体能的劳动空间,研究者则多使用血氧饱和度等生理参数作为疗愈指标。在有可能产生心理问题的极端环境中(如潜水艇或基地科考站),研究者可以使用主观焦虑感和情绪状态作为疗愈指标。

在医院建筑研究中,患者从身心压力中恢复的速度往往视为最重要的疗愈评价指标,这是由于压力反应(应激反应)是患者最常面临的问题。患者不仅会因病痛、有创治疗、介入检查等不良刺激造成生理压力反应,还会因为对自身健康状况的担忧,而产生一定的心理压力反应。另外,在就诊过程中,患者除了承受疾病本身带来的身心痛苦之外,还面临经济压力、自尊感降低、失去控制感、脱离原本社会角色等多种压力源。而压力理论认为多个负面刺激叠加,会导致个体对压力源的抵抗能力迅速下降,进而增加压力反应的发生风险。综合以上因素,患者在就诊过程中,极易因为压力反应而产生紧张、焦虑、不安等消极情绪,严重影响患者的就诊体验。因此,提高患者的压力恢复水平是为患者提供轻松愉悦、温馨舒适的就诊体验的重要途径。

减少患者压力不仅是优化患者就诊体验的重要途径,也是提高患者健康效益的有效指标。压力理论及心理神经免疫学解释了心理反馈与健康效益之间的作用路径。与其他传统心理指标相比,患者的压力恢复性与身心健康之间的联系更加密切,是心理反馈与健康效益的重要"中介要素",如图2-3所示。另外,患者大多处于不同水平的疾病状态,机体的脆弱状态使其更容易受到压力反应带来的不良影响,免疫系统紊乱不仅会加剧已有的疾病,甚至会引发新的疾病。因此,压力恢复性是患者健康效益的有效关联指标,提高患者的压力恢复水平是保证患者身心健康的重要前提。

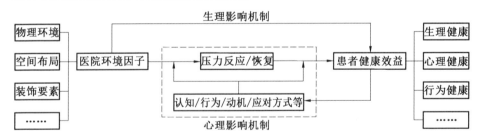

图 2-3　压力恢复性在心理反馈与健康效益关联性中的中介作用

在实验开始时,参与者有可能处于不同的前测压力状态。在这种情况下,如果直接比较不同实验条件下参与者的压力恢复水平,则难以判定其前、后测压力状态变化是由室内环境要素造成的,还是由参与者接受实验条件之前的状态导致的。同时,此次研究采用"生理与心理数据的压力恢复速度"作为环境疗愈的评价指标。

在环境体验之前,通过标准化的压力反应诱导范式,主动为实验参与者引入压力反应水平 S1。然后,在参与者完成实验条件之后,通过测试获取其压力水平为 S2。通过比较 S1 与 S2 的变化值 ΔS,就能够评估实验条件对参与者压力恢复的影响效果。同时,这种实验条件下的压力源"导入—导出",也能够较好地还原患者在就诊过程中,压力反应的"发生—恢复"过程,被大量环境压力恢复实验采用。

在压力引入方面,目前比较成熟的标准化实验范式包括特里尔社会压力测试(TSST)、社会性评价冷压测试(SECPT)、蒙特利尔成像压力测试(MIST)等,这些测试所引发的压力反应成分有所不同。此次研究采用简化版的马斯特里赫特急性压力测试(MAST)作为压力引入手段。相较其他测试,MAST 相对简单、经济,并且所产生的压力反应成分与患者在就诊过程中的压力特征近似,交感神经系统(SNS)和下丘脑-垂体-肾上腺轴(HPA)均被高度唤醒,其功效已经得到大量实证研究验证。

(4)环境复愈性的测评方法。

个体的压力反应具有非特异性反应模式,这使得压力恢复效应具有高度的可度量性。压力恢复包含心理与生理恢复,两者同时发生,相互关联,共同作用。此次研究采用主客观指标结合的压力测评方式,这是由于心理指标与生理指标都有一定的内在弱点。

心理指标(如焦虑水平、情绪状态)易于获得且相对直观。但是,基于语言表达的测量方式具有一定局限性,不可避免受到被试者的主观理解差异影响,而社会期许误差和主试者期待效应也导致被试者在无意识情况下,隐藏或改变自己的真实判断。生理指标(如呼吸率、皮肤导电水平、心率变异率)需要通过专门的生理检测设备获取,能够准确地反映人体自主神经和内分泌系统的变化,但是对这些客观指标变化的解读存在一定困难,尤其是难以确定压力反应的发生来源与性质。因此,无论是单独基于心理指标还是生理指标,均难以完全反映参与者的压力恢复情况。此次研究采用心理与生理指标结合的实验测评手段,通过两者的相互对比和印证,全面评价患者的疗愈效果。

在心理压力恢复性测评方面,经过几十年的发展,目前已经有多种成熟的量表来评估个体的心理压力恢复水平,包括状态-特质焦虑量表(State-Trait Anxiety Inventory)、压力知觉量表(Perceived Stress Scale)及压力唤醒表(Stress Arousal Checklist)等。这些量表均获得较高的信度与效度,其有效性已经得到大量文献验证。

在生理压力恢复性测评方面,由于心理神经免疫学(PNI)的发展,生理压力恢复水平可以通过测量心电图、皮肤导电水平、脑电图、皮质醇等生理指标进行检测。由于压力恢复受交感神经系统与内分泌系统控制，并不受个体主观意识影响，因此其结果更加科学可信，一定程度上可以弥补调查问卷的偏差性。综上所述，主观与客观指标结合的测评技术使得压力恢复性的研究结果更加科学可靠。

2.1.3　测评指标

（1）生理指标。

压力反应的生理测评指标包括激素指标和基础指标两大类。其中，激素指标指的是在压力反应过程中，机体分泌的肾上腺素、皮质醇、内啡肽等激素。通过检测人体血液中这些激素的变化水平，可以反映压力反应的激活程度。但是，这种方法目前仍处于起步阶段，大多需要通过侵入式检测方法，提取人体的特定标本（如唾液或血液样本）中的化学物质，检测周期较长，且过程复杂，不适合分析特定环境中的压力恢复水平的快速变化。

基础指标指的是机体在压力反应过程中，由交感神经与副交感神经系统共同支配，在心率、皮肤导电水平、体温、肌电图、呼吸率等基础生理参数上发生的变化。基础指标能够比较直接、客观地反映个体压力反应的发生与恢复状态，甚至可以测量受试者难以充分感觉的阈下知觉。同时，针对不同类型的压力源，各项指标的敏感性、准确性、可靠性、易检测性等方面均存在显著差异。在参考同类型实验的基础上，研究选取心率和皮肤导电水平作为生理压力恢复的测量指标。

心率（Heart Rate，HR）是心电图（ECG）的主要指标之一，指的是单位时间内心脏搏动次数。一般来说，以心电波形上每分钟 R 波的出现次数作为心率指标，人体心率的正常变化范围为 60～100 bpm。当人发生压力反应时，交感神经兴奋，造成心室和心房收缩力量加强，心率上升。当个体的压力恢复时，副交感神经兴奋，心率降低。

皮肤导电水平（Skin Conductance Level，SCL）是指皮肤两点之间的电阻。当人体处于压力状态时，交感神经通过节后纤维促使汗腺分泌增加，从而导致皮肤两点之间的电阻降低。而当人体进入压力恢复状态时，交感神经系统活跃性下降，皮肤导电性降低。压力恢复越快，皮肤导电性越快回到初始水平。由于皮肤是人体唯一纯粹由交感神经系统支配的器官，因此皮肤导电性可以直接反映人体交感神经的活动状态，在无压力反应时保持一个相对稳定的水平，对环境产生的压力反应具有较强的敏感性，因此被广泛用作生理压力的测量指标。

　　上述两项生理指标对自主神经系统活动具有较强的敏感性,同时,对不同压力源引起的生理反应具有一定的互补性,因此,被广泛应用于测量环境中产生的压力反应。

　　此次实验采用可穿戴设备 E4,如图 2-4 所示,检测与记录参与者的心率与皮肤导电水平。E4 是由 Empatica 公司开发的生理数据采集设备,麻省理工学院(MIT)媒体实验室研发了该款设备的传感元件和程序算法。通过实时追踪佩戴者的多项生理指标,E4 能够客观反映佩戴者的压力恢复水平,该款设备的准确性与稳定性达到临床级别,被广泛应用于欧洲 RADAR-CNS 等神经学与心理学研究项目中。除此之外,相对于其他生理指标检测设备,E4 只需佩戴在手腕上,记录方式更加便捷,且佩戴者不会因产生异物感而影响生理指标记录。

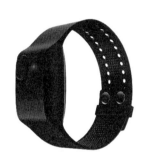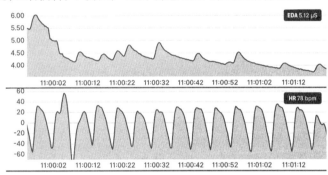

图 2-4　可穿戴式人体生理指标检测设备 E4

　　心率和皮肤导电水平作为人体的基础生理指标,比较容易受到患者个体之间的体质差异影响。因此,需要对生理指标的测评结果进行数学转换,以降低生理指标的基础水平差异对实验造成的误差。研究引入生理指标变化率的概念,将个体刺激阶段(T_1)与恢复阶段(T_2)的生理压力指标均值差 F_1-F_2,除以刺激阶段(T_1)与休息阶段(T_0)的生理压力指标均值差 F_1-F_0,得到个体的压力反应变化率 R。较高的 R 值表明,参与者的生理压力状态与休息阶段接近,说明在此实验条件下,参与者的生理压力恢复水平更高。

　　压力恢复性的主观测评指标由两部分构成:第一部分包括患者的焦虑水平与情绪状态,反映了参与者对实验条件产生的直接心理反馈(即心理指标);第二部分为环境评价,包括环境复愈性评价与环境认知评价,体现了患者对所处环境的间接知觉感受。

(2)心理指标。

　　①焦虑水平。压力反应会促使个体产生焦虑感,这使得焦虑水平成为衡量个体心理压力发生与恢复的重要指标之一,其在大量的环境压力研究中得到应用。常用的焦虑水平调查问卷为 Spielberger 编制的“状态-特质焦虑量表

（STAI）"，这一量表由"焦虑状态"和"焦虑特质"两部分构成，前者反映受试者面对特定情形的短期焦虑状态，后者则用于评定受试者的长期焦虑人格特征。根据此次研究的目的，实验仅针对第一部分问卷内容进行测评。此次研究采用Marteau与Bekker改进的STAI-Y6量表（表2-1）进行调查，经过优化后的问卷更加简洁、清晰，参与者的填写时间减少了60%，其问卷信度达到0.82，效度与原始问卷没有显著差异。由于STAI-Y6量表的高效性与敏感性，其被广泛应用于参与者为患者群体的医疗环境研究中。因此，此次研究也将STAI-Y6量表作为测量患者焦虑水平的工具。

表 2-1　STAI-Y6 量表

	完全没有	有些感觉	中等程度	十分明显		完全没有	有些感觉	中等程度	十分明显
紧张感	1	2	3	4	沮丧感	1	2	3	4
轻松感	1	2	3	4	烦恼感	1	2	3	4
镇定感	1	2	3	4	自信感	1	2	3	4

②情绪状态。情绪是指在一定刺激情境下，个体产生的与之相应的积极或消极的意识体验。在压力状态下，个体通常会产生更多的负面情绪。因此，情绪状态也是评估压力水平的重要心理指标之一。目前，个体情绪的测量工具主要包括情绪状态量表和情绪维度量表两类，其中情绪状态量表通过参与者对40至65项情绪形容词进行打分来描述其情绪的离散状态，由于调查项目较多，通常需要5 min以上时间来完成问卷。此次研究参与者为患者群体，过多的调查项目会导致其产生疲惫感而降低问卷结果的有效性。

情绪维度量表（表2-2）则是基于Russell的环状情绪模型（circumplex model of affect）（图2-5）而提出的一种主观情绪问卷。通过调查参与者的情绪唤醒（兴奋的或平静的）和情绪效价（消极的或积极的）两个维度，将其情绪投射到一个连续坐标系上来标记参与者的情绪状态。这种问卷形式十分简洁、易懂，不会耗费参与者过多精力，且具有较高的效度、重测信度和内部一致性信度，近年来被广泛应用在环境心理学研究中。因此，此次研究采用情绪维度量表来测量患者的情绪状态。同时，由于图像式表达可以帮助参与者更好地理解量表含义，更加直观、快速地反馈个人主观感受，因此，此次研究参考Lang提出的图片导向型评估工具——自我评测模型（Self-Assessment Manikin，SAM）对量表进行解释与说明。

表 2-2　情绪维度量表

极度	非常	比较	一般	中性	一般	比较	非常	极度
1	2	3	4	5	6	7	8	9

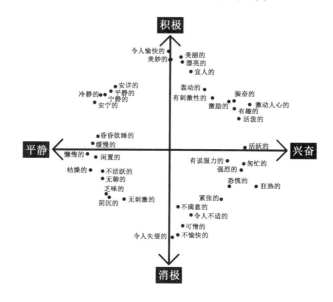

注:也可以选择中间数字(1.5、2.5、3.5、4.5、5.5、6.5、7.5、8.5)。

图 2-5　环状情绪模型

(3)环境评价指标。

环境复愈性是由 Kaplan 与 Talbot 提出的概念,指的是有利于使用者从心理压力、心理疲劳及相伴随的负面情绪中恢复与更新的环境特征。由于环境复愈性与压力反应在心理层面恢复的概念类似,因此可以用这一指标来评估环境的心理压力恢复能力。目前,环境复愈性的调查问卷主要基于 Hartig 等人编制的复愈效应量表(Perceived Restorative Scale,PRS)发展而来。在此基础上,不同研究者根据特定环境类型开发出具有针对性的版本,例如,叶柳红等人开发的博物馆复愈性量表等。此次研究主要依据 Han 与 Pasini 等学者的既有研究成果,从远离、吸引、兼容、延展 4 个维度构建环境复愈性量表(表 2-3),并基于医院的功能目标与室内环境特征,对项目中的一些词语进行调整。

表 2-3　环境复愈性量表

	完全不符	基本不符	稍微不符	中立	稍微符合	基本符合	完全相符
我在这里不会想到疾病	1	2	3	4	5	6	7
我在这里不会感到压力	1	2	3	4	5	6	7
这个环境很单调*	1	2	3	4	5	6	7
这个环境很杂乱*	1	2	3	4	5	6	7
这个环境给我新鲜感	1	2	3	4	5	6	7
我的注意被有趣的环境吸引	1	2	3	4	5	6	7
我在这里会觉得很放松	1	2	3	4	5	6	7
我长时间在这里也不觉得厌烦	1	2	3	4	5	6	7

注:* 为反向计分指标。

环境认知是指个体通过体验环境而形成的环境感受与印象。环境心理学普遍认为使用者的环境认知是连接外部环境刺激与使用者压力水平的中介要素。通过了解患者对特定环境的认知情况,有助于探索造成环境压力发生与恢复的深层原因。此次研究采用语义细分法(semantic differential method),请实验参与者根据自身的实际感受,对一系列形容词的语义程度区间进行选择(如宽敞的—狭窄的),从而挖掘使用者在不同室内环境下的认知感受。根据既有相关文献,研究提取 28 组有关环境认知的语义描述词语,然后,根据此次研究的主题,去除与之不符及概念重叠、表述不清、不易理解的描述词语,最终选取 11 组与之对应的视觉环境认知描述词语。在此基础上,按照语义相关性,将这 11 组描述词语分为环境感知、联想知觉、总体评价 3 种基本属性。其中,明暗感、秩序感、尺度感、围合感属于环境感知;自然感、亲切感、安全感、趣味感属于联想知觉;满意感与偏好感属于总体评价。问卷设计采用 7 级标度量表,受试者完成问卷的时间可以控制在 1 min 以内,有效缓解了受试者的阅读疲劳。环境评价语义分析表见表2-4。

表2-4 环境评价语义分析表

	非常	比较	一般	两可	一般	比较	非常	
昏暗的	1	2	3	4	5	6	7	明亮的
无序的	1	2	3	4	5	6	7	有序的
狭窄的	1	2	3	4	5	6	7	宽敞的
封闭的	1	2	3	4	5	6	7	开放的
不适的	1	2	3	4	5	6	7	舒适的
人工的	1	2	3	4	5	6	7	自然的
冷漠的	1	2	3	4	5	6	7	亲切的
危险的	1	2	3	4	5	6	7	安全的
乏味的	1	2	3	4	5	6	7	有趣的
不满的	1	2	3	4	5	6	7	满意的
厌恶的	1	2	3	4	5	6	7	喜爱的

2.2 实验目标

医院室内环境因子、功能空间类型及两者的组合关系共同影响了患者的环境压力反应,不同的室内环境因子、功能空间类型对压力反应水平的影响效果有显著差异性。因此,本节采用"提取-调查-组合"的优化目标确立方式,分别调查影响患者压力恢复性的医院室内环境因子,以及易受压力反应影响的医院功能空间类型,然后,基于关键性环境因子与敏感性功能空间的组合关系,提出相应的医院室内环境优化目标,以确保环境优化效果的最大化。

2.2.1 影响疗愈效果的环境因子

环境因子对使用者压力恢复性的影响机制相对复杂,且影响过程具有不易察觉的特性,因此,不适合直接通过问卷调查等方式直接提取影响患者压力恢复性的室内环境因子。同时,长期以来,环境因子对使用者压力恢复性的影响一直是环境压力研究的热点,目前已经积累了大量的相关研究结果。在这种情况下,此次研究引入文献系统综述法,初步归纳影响使用者压力恢复性的室内环境因子。在此基础上,结合专家意见征集,确认环境因子的有效性,并对目前文献未提及的因素进行补充与完善,形成影响患者压力恢复性的室内环境因子集。

(1)筛查方法。

文献系统综述法也被称为文献系统分析法，是指按照事先选定的评价标准，对某一选定主题的既有相关文献进行检索、提取、筛查，将其中有意义的研究结果进行汇总，并得出综合性结论的科学研究方法。近年来，这种方法被广泛应用于医院室内环境研究之中。一般来说，文献系统分析法由 5 个步骤组成，分别为：提出研究问题、建立文献检索词库、选择文献检索策略、提取有意义的文献、研究结果汇总。

根据此次文献系统分析的主题"影响压力恢复性的室内环境因子"，选取文献检索关键词。为了避免遗漏关键信息，研究从环境因子（environmental factor）与压力恢复性（stress recovery）两个类别选取检索词（表 2-5）。其中，环境因子类别的检索词包括医疗建筑（healthcare building）、医院设计（hospital design）、循证设计（evidence-based design）、室内环境（interior environment）、物理环境（physical environment）等。压力恢复性类别的检索词包括与之相关的理论，例如支持设计理论（supportive design theory）、复愈性理论（restoration theory）等，还有心率、心率变异性、皮肤导电性、血氧饱和度、皮质醇等生理压力恢复指标，以及焦虑水平、情绪状态等心理指标。

表 2-5　文献系统分析所使用的中英文检索词

类型	中文检索词	英文检索词
环境因子	医疗建筑、医院设计、循证设计、患者友好型医院、室内环境、建成环境、物理环境、环境刺激、环境要素、室内氛围	healthcare building, hospital design, evidence-based design, patient-friendly hospital, interior environment, built environment, physical environment, environmental stimulus, environmental factor, environmental atmosphere
压力恢复性	压力恢复、压力反应、减压理论、支持设计理论、复愈性理论、疗愈环境、生理压力、心率、心率变异率、脉搏、血压、皮肤导电性、皮质醇、血氧饱和度、心理压力、焦虑水平、情绪状态、应激	stress recovery, stress reaction, stress reduction theory, supportive design theory, restoration theory, healing environment, physiological stress, heart rate, heart rate variability, pulse, blood pressure, skin conductivity, cortisol, blood oxygen saturation, psychological stress, anxiety level, mood states, stress

在文献检索策略方面，研究借鉴 Huisman 采用的文献提取方法，对不同类别的检索词进行交叉组合搜索。例如，将医院设计与减压理论两个关键词进行

组合,以减少发表偏倚对研究结论的影响。同时,研究采用文献追踪法对相关文献进行补充,这使得一些以环境压力恢复性为主题,但研究范围并未局限于医疗建筑的文献也得到了检索。此次研究也将采用实证方法或具有重要研究意义的文献纳入了数据库,以扩大文献系统分析范围,确保因子提取结果的全面性。

在文献检索来源方面,此次研究的文献来自 Science Direct、Web of Science、Google Scholar、PubMed、ProQuest 5 个英文数据库,以及中国知网、万方数据两个中文数据库中的期刊论文、会议论文、学术报告、学术著作。按照医院环境的研究惯例,文献检索的起始年代设定为 1984 年,这一年 Ulrich 在《科学》杂志上发表 *View Through a Window May Influence Recovery from Surgery*,其标志着医疗空间环境的现代循证设计研究的开始,这一检索起始年代被大量研究广泛采用。由于采用文献追踪法,一些年代稍早的文献也被纳入了数据库,但此次研究未纳入早于 1960 年的文献,因为经过六十余年的发展,医疗空间环境已经发生很大的改变,研究结果已经失去部分时效性。

利用标题与关键词进行文献库检索以及文献追踪后,获得 125 篇文献。在此基础上,根据文献的题目、摘要、引文分析文献与本研究主题的相关程度及发表时间,排除 58 篇相关程度较低的文献。然后,对剩余文献进行全文阅读,并对文献的可靠性进行评估。本书参考牛津大学循证医学中心制定的证据金字塔等级标准及 Evans 提出的文献可靠性评估标准,对研究证据不充分、方法不科学的文献进一步排除。最终,经过两轮筛选,获得符合标准的学术论文、学术报告及学术著作共 41 篇。文献检索与筛选的过程如图 2-6 所示。

根据此次文献系统分析结果,影响患者压力恢复性的环境因子可以分为室内空间要素、界面特征、景观要素、照明环境、室内噪声 5 种主要类型,以及这 5 种类型包含的 12 个相应的因子指标:空间围透度($n=3$)、空间布局($n=2$)、界面色彩($n=3$)、界面材质($n=2$)、界面装饰($n=4$)、景观自然性($n=7$)、景观可达性($n=2$)、环境照度($n=4$)、环境色温($n=2$)、照明形式($n=3$)、声源类型($n=5$)、声压级($n=4$)。其中,景观自然性是研究关注度最高的因子指标,此次研究共提取 7 篇与之相关的文献,且研究结果比较一致,但在影响水平上存在一定差异性。另一个研究重点是室内噪声对患者压力恢复性的影响,但既有研究结论的一致性较低。

在研究方法上,由于建筑室内环境作为实验条件并不容易控制实验变量,因此,仅有少量研究($n=9$)采用随机对照实验室研究法。多数研究($n=21$)的方法可以归为自然实验法(natural experiment),即在不采取人为干预的前提下,分析自然所形成的实验条件(如有窗与无窗环境的对比)对患者的各项心理与

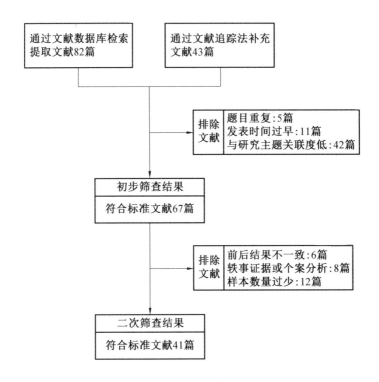

图 2-6　文献检索与筛选的过程

生理压力恢复性指标造成的影响。近年来,采用实验室研究法的文献数量逐渐增加。在所提取文献的研究对象上,大多数既有研究针对某一项环境要素与使用者压力反应的关联性进行分析,仅有少部分研究($n=2$)对两个或两个以上环境因子的影响效果进行分析,这使得环境因子的交互作用方面缺乏研究,也给在医院设计实践中应用这些研究成果带来了困难。

　　通过对既有文献的系统综述,研究初步提取了影响患者压力恢复性的室内环境因子。但是,受到实验方法等客观原因的限制,一些能够影响患者压力恢复性的潜在环境因子可能并未在既有文献中得到充分研究,因此,研究采用焦点小组访谈的方式,对文献系统分析结果进行验证与补充。

　　焦点小组访谈(focus group interview)是社会科学研究中的一种定性研究方法。焦点小组访谈首先需要按照一定的筛选条件,选取受访者形成观察样本。然后,让数名受访者在主持者的引导下,以无结构的方式对研究议题进行深入、充分的讨论。在讨论过程中,主持者不限制受访者发表观点,以确保访谈结果的真实性。但是,主持者需保持谈论的内容不偏离研究主题,同时让每名受访者都可以积极地参与到讨论中。最后,对数据进行收集、整理与分析,提取受访者对研究议题的看法、感受与意见。

相比于个人访谈方式,焦点小组访谈过程中个体意见会对其他受访者产生刺激、促进作用,这种群体之间的激励和刺激可以让群体访谈收集到比个人访谈更多的有价值的信息。除此之外,焦点小组访谈还可以为特定的研究主题提供集体性解释,发现一些传统问题研究的新方向。因此,该研究方法常被用于发掘潜在影响因子的探索性实证研究(exploratory empirical study)。

此次研究共设置 3 个焦点小组,每个焦点小组包括 5 名受访对象。焦点小组访谈的 15 名参与者中,包括 7 名以医院建筑或环境心理学为研究方向的博士研究生、5 名有参与医院建筑设计经验的建筑师及 3 名临床医护工作者。在焦点小组访谈开始前,主持者首先对压力恢复性这一概念进行简单介绍。然后,每个焦点小组围绕"医院室内环境对患者压力恢复性的影响"这一主题展开讨论,并重点探讨以下问题:医院室内环境与患者压力恢复性的关联性;前文中提取的 5 种环境因子类型及 12 个相应的因子指标对患者压力恢复性的影响水平与方式;除了上面提到的环境因子与指标,有无其他能够调节患者压力恢复性的室内环境因子与指标。每个焦点小组的讨论时间约为 1 h,研究者记录焦点小组的讨论过程,并对讨论结果进行整理、归纳,提炼其中的关键信息与主题词。

访谈结果显示,专家意见与文献系统分析结果有相当程度的重合。其中,提及室内噪声的词频明显高于其他环境要素。受访者普遍认为营造安静、私密的室内环境是提高患者压力恢复性的关键,而环境因子指标中的室内声源类型、声压级与之关联紧密。视觉舒适性是受访者关注的另一个重点,包括避免眩光(室内照明形式与环境照度)、开阔空间视野(空间围透度与空间尺度)、降低空间复杂程度(空间布局)、引入自然景观(景观自然性、可达性与空间围透度)等内容。另外,大部分受访者还提到医院的人文关怀及减轻患者的恐惧感对压力恢复的促进作用。总而言之,受访者除了确认之前文献提取的 12 个环境因子指标,还提出了空间尺度、景观安全性及混响时间 3 个影响患者压力恢复性的潜在因子。研究将其与文献系统分析结果进行合并,形成影响患者压力恢复性的室内环境因子集。

(2)空间要素。

室内空间要素包括空间的尺度、形态、布局、围透等基本属性,此次研究发现,在既有文献中,研究者对室内空间要素与患者压力恢复关联性的关注度较低。此次研究共筛选出 5 篇符合评价标准的有关文献,其中,3 篇文献提到了空间围透度对患者压力恢复性的影响。Wilson 的研究表明在无窗病房中,患者术后谵妄发作的次数是有窗病房中患者的两倍以上。Fich 等人通过对照试验发现了在围合度较低(开窗面积更大)的室内环境中,个体的生理压力恢复效果更好(皮质醇水平更低)。王雅婷发现室内空间围透水平能够显著影响个体的压力恢复性,与封闭空间相比,当室内采用落地窗时,使用者从压力状态中恢复所需要的时间降低 19.1%。

2 篇文献提到了空间布局与患者心理压力恢复性指标的关联性。Harris 等人通过对 380 名患者进行电话访谈,发现医院室内空间布局能够在一定程度上影响患者的心理压力。Carpman 在其学术著作 *Design That Cares：Planning Health Facilities for Patients and Visitors* 中,从环境心理学角度详细阐述了医院候诊区的空间布局对患者心理压力反应的干预模式。

焦点小组访谈的讨论结果支持了部分室内空间要素与患者压力恢复性的关联性,分别有 53.3%($n=8$)与 33.3%($n=5$)的受访者认为空间围透与空间布局能够对患者压力恢复性施加有效影响。另外,在小组讨论过程中,还有 40.0%($n=6$)的人认为医院室内空间尺度对患者的压力恢复性具有一定的干预作用。总体而言,多数受访者认为空间要素对患者的压力恢复性更多表现为间接影响。例如,受访者提到医院空间布局、朝向、开窗面积等因素,影响了室内光照、噪声等与患者的压力恢复性更直接相关的环境因子。患者往返多个医院室内空间所形成的总体环境体验及寻路感受,也能对患者压力反应与恢复造成一定影响。但作为构成建筑空间的基本单位,单一室内空间要素本身对患者压力恢复性的影响有限。

(3) 界面特征。

界面特征是指室内墙面、地面、顶面的色彩、材料、形态等方面的特征。医院室内界面特征是患者对环境的直观印象。同时,相对于空间要素,医院室内界面特征的更新成本较低,也是研究中比较容易操控的实验变量,国内外均有大量研究者针对这一环境因子的压力恢复性效果展开研究。

此次研究共筛选出 9 篇有关于室内界面特征对使用者压力恢复性影响的文献。其中,3 篇文献提出了室内界面色彩对个体压力恢复性的显著影响。Dijkstra 等人的研究对比了白色界面、绿色界面与橙色界面病房对患者的影响,并发现白色界面病房更有利于患者心理压力恢复,橙色界面最不利于压力恢复,但需要注意的是,患者的个体特殊性对疗愈效果具有重要的中介作用。Gary 等人的研究表明冷色调与中性色调的医院室内界面更加有利于减少患者的心理压力与负面情绪。然而,Tofle 等研究者通过元分析得出相反结论,即界面色彩与患者的压力恢复性并不存在显著关联性。

2 篇文献有关于界面材质的压力恢复效果。Zhang 等人通过一系列对照实验,发现采用木质界面的室内环境能够显著减少使用者的负面情绪,降低其心理压力反应水平。晏迪的研究发现照护空间的界面材质能够显著影响使用者的血压与心率两项生理压力恢复指标,当界面的木材覆盖率达到 30%时,使用者对所在环境的加权评价水平最高。

4 篇文献探索了界面装饰与个体压力恢复性的关联性。其中,Zijlstra 等人的研究发现,与对照组相比,在采用界面装饰的计算机断层扫描术(CT)检查室内,患者检查过程中的生理压力(心率和心脏舒张压)水平显著下降。Pati 等人对 181 名住院患者的随机对照试验发现,在采用顶面装饰(LED 灯箱)的病房中,患者的急性压力水平及主观焦虑感均显著下降。1 篇文献得出中性结果,即Tsunetsugu 等人的研究发现,室内界面装饰能够显著影响使用者的交感神经兴奋状态,但对主观压力指标影响不显著。1 篇文献的实验结果不显著,即Gregory 等人通过随机对照试验发现,与对照组相比,在采用自然景观图像装饰床侧界面的病房中,患者主观焦虑感降低 1.75%,但未达到显著性水平。

焦点小组讨论结果显示,大多数($n = 12$)的参与者支持室内界面色彩对患者压力恢复性的影响。而在界面材料及界面装饰的影响效果方面,尤其是室内界面材料的压力恢复性与应用可行性之间的关系方面存在一定争议。部分专家认为在室内地面铺设地毯可能有助于创造温馨的环境氛围,降低患者压力水平,但也有部分专家认为相比于聚氯乙烯(PVC)地板或地砖,地毯难以维护与清洁,且不利于带轮的医疗器械运输。有 1 名参与者提出界面形态对患者压力恢复性的潜在影响,但经过所在焦点小组讨论,并没有获得较为一致性的讨论结果。

(4)景观要素。

景观要素是最早被发现的压力恢复因子之一。在医院室内环境中,患者可以通过亲身体验(如参观医院的疗愈花园)、直接呈现(如观看室外窗景)或间接再现(如播放自然景观影像或展示描绘自然风景的绘画)的方式,感受到具有自然属性的视觉与听觉环境要素。迄今为止,研究者围绕这一主题展开了大量的研究。

此次研究通过文献系统分析法,共筛选出景观要素相关文献 9 篇。其中,景观自然性是研究的重点($n = 7$)。Park 等的研究发现,与对照组相比,在拥有自然景观的病房内,患者术后 24 h 的平均收缩压水平降低 2.98%,主观焦虑感下降 20.1%。Dijkstra 等人通过对照试验发现,当病房室内环境加入自然要素后,患者的心理压力水平显著降低 16.5%。Thompson 等人的研究发现,环境绿视率是决定使用者压力恢复性的重要预测因子,每当视野中自然要素提高 1%,个体皮质醇水平下降效率提高 0.07、自测心理压力降低 0.14 个单位。Parsons等人的研究发现,在自然要素占主导的环境中,使用者的压力恢复效果更好,并且弱化了随后出现的新压力源的负面影响。Jiang 等研究者建立了使用者视野中树冠覆盖率与压力恢复性的关联模型。Beukeboom 等人的研究发现,与对照组相比,在拥有自然景观要素(真实的或虚拟的)的候诊室内,患者的心理压力均能降低约 9.6%。Ulrich 等人的研究发现,与人工环境(人行道与交通场景)相比,在自然景观(绿色植物与水体)中,个体皮肤导电性、脉搏传导时间等生理压力指标的恢复更加迅速与彻底。

另外,此次研究提取出 2 篇文献与景观可达性有关。Nejati 等人的研究发现,在同为自然景观情况下,景观的视觉可达性(visual accessibility)与使用者对所在环境的复愈性评分呈正相关趋势。Sherman 等人通过问卷调查与行为观察发现,与在室内通过窗户观赏室外景观相比,患者亲身体验疗愈花园(healing garden)能够获得更好的压力恢复效益。

焦点小组讨论结果基本支持医院景观要素与患者的压力恢复性存在关联性,并且全部($n = 15$)同意医院自然景观对提高患者的压力恢复性的积极影响。医院的景观安全性是讨论的主题之一,两个讨论小组的 10 名参与者认为不具备安全性的景观可能不利于患者压力恢复。一方面,具有尖刺的植物或散播花粉等过敏源的植物可能会对患者的生理健康造成直接危害。另一方面,不安全景观也能通过心理作用,影响患者的压力恢复性,例如,景观的枯枝断叶可能会向患者潜移默化地传达负面意向,进而对患者的心理压力恢复造成不利影响。

(5) 照明环境。

此次研究共筛选出 9 篇关于室内照明环境对使用者压力恢复性影响的研究文献。首先,4 篇文献有关于室内环境照度。Walch 等人的研究发现,与对照组相比,患者在阳面病房中(照度提高约 46%)的自测压力水平降低 5.4%,焦虑感降低 19.1%。曾塑等人通过实验室研究发现,心脏外科重症监护室(以下简称 CICU)室内照度能够显著影响患者的自评情绪状态,但对脑电图的影响未达到显著水平。居家奇通过心理物理学实验,提出了室内环境照度与使用者心率、血压等生理指标的量化关系。也有研究得出相反结论,Miwa 等人的实验发现,与高照度环境(桌面照度为 750 lx)相比,患者在 150 lx 照度的问诊室中产生更多的积极情绪。

其次,此次研究提取出 2 篇与色温相关文献。Izso 发现了室内环境色温能够显著影响使用者的皮肤导电性、心率变异率两项生理指标,并且与中间偏高色温(4 000 K)相比,使用者在低色温(2 700 K)室内环境下的主观放松水平更高。McCloughan 等人的研究则得出相反结果,对照试验显示,相对于较低色温(3 000 K),在较高色温(4 000 K)环境下,个体的主观焦虑水平显著降低。

最后,还有 3 篇文献与室内光环境的照明形式有关。Edwards 与 Boyce 等人的研究均发现与人工光源相比,自然采光能够在一定程度上增强住院患者的压力恢复性,但是这一效果并不稳定。Küller 通过随机对照试验发现了侧窗采光、天窗采光、人工照明 3 种室内照明形式对使用者压力激素(皮质醇浓度)的显著影响。

经过焦点小组讨论,全部参与者($n=15$)均认为医院室内光环境能够对患者的压力恢复性产生重要影响。环境照度被认为是干预患者压力恢复性的主要指标,过低的室内照度会让患者难以充分辨识所在环境信息,产生焦虑感等负面情绪,而过高的照度同样不利于患者的压力恢复。大部分参与者($n=13$)支持将室内环境色温作为环境压力恢复因子,暖白光或暖黄光能够缓解患者就诊时的紧张、焦虑情绪。相反,频闪的冷色荧光灯则会渲染冷漠、单调、危险的环境气氛。也有部分参与者($n=10$)认为室内照明形式影响患者的压力恢复水平,参与者认为相对于间接照明为主的照明形式,直接照明可能导致室内局部区域亮度过高,或者光线直射入眼产生视觉上难以适应的眩光,不利于患者压力恢复,甚至成为新的环境压力源。自然采光形式具有可变性,符合人体生物节律,有助于调节患者情绪,但临窗床位的患者也面临眩光而导致的压力风险。

(6)室内噪声。

医院室内噪声是影响患者压力恢复性的重要因素之一。大量学者针对这一问题展开研究。此次文献系统分析共筛选出 9 篇相关主题的有效文献。其中,5 篇文献关于声源类型(如人为噪声、机械噪声、音乐声、自然声等)对患者压力恢复性的影响。Baker 的研究发现,外科重症监护室(以下简称 SICU)中声源类型对患者生理压力恢复指标造成显著影响($P=0.0001$),室内交谈声(85 bpm)最不利于患者压力恢复。Largowight 等人通过随机对照试验发现,与对照组相比,在以自然声(海浪声)作为背景声的候诊室中,患者肌电与脉搏恢复率显著降低,自测心理压力水平也显著下降。也有一些研究得出相反结果,Wang 等人的随机对照试验发现,音乐声环境能够使患者的心理压力恢复指标提高 16%,但对生理压力恢复指标(血液皮质醇、肾上腺素和去甲肾上腺素水平)并不能产生显著影响。与该结论类似的是 Lee 等人的研究发现:与对照组相比,在播放自选音乐的候诊室中,术前患者的主观焦虑水平显著降低,但是血压与呼吸率等生理压力指标并无显著差异性。Morrison 等人的研究发现,ICU 中的噪声能够影响使用者的心理压力恢复指标,但对生理压力恢复指标的影响并不稳定。Ferguson 等人的研究则并未发现患者在音乐环境中的心理压力恢复水平有显著提高。

此次研究还提取出 4 篇针对声压级的文献。其中,Hagerman 等人通过对照试验发现,在冠心病监护病房(CCU)内,当声压级降低 5 dB 之后,不稳定型心绞痛患者的脉搏幅度显著降低($P=0.03$),但对另一些生理压力恢复指标(血压、心率与心率变异率)没有显著影响。Morrison 等研究者通过观察性队列研究,建立了重症监护室声压级与使用者心率($P=0.014$)及主观压力水平($P=0.021$)的多元线性回归模型。Topf 通过在 CCU 病房的模拟实验发现,夜间病房内的噪声能够独立解释患者 54%心理压力的方差。Alvarsson 等人针对环境声源类型与声压级两项指标进行研究,除了发现自然声(鸟鸣与流水声)有利于生理压力恢复外,还发现相对于低声压级(50 dB)噪声,高声压级(80 dB)噪声环境能够使个体的皮电恢复效率降低 30.3%,同时恢复过程更加不稳定。

焦点小组访谈结果显示,所有参与者均在小组讨论中提到了室内噪声对患者压力恢复性的影响,并支持将室内声源类型与声压级作为两项影响患者压力恢复的环境指标。受访者认为医院每日庞大的就诊量使得人为噪声难以从根本上避免,而医院公共空间的贯通性则提高了控制的难度。尤其是儿童哭闹、家属喧哗、接听手机等人为噪声很容易引起患者的烦躁情绪,不利于患者压力恢复。夜晚的噪声则不利于患者休息与睡眠,甚至引发神经衰弱等症状。另外,在焦点小组讨论过程中,参与专家还提出了混响时间影响患者压力恢复性的可能性。较长的混响时间会降低语言清晰度,尤其是对于听觉退化的老年患者来说,混响时间过长使其难以分辨有效信息,患者可能会由于失去知觉控制感而产生额外的压力反应。

(7)其他要素。

还有一些文献针对医疗环境气味加以研究,研究成果比较一致,均发现在医疗环境中加入某些气味(如胡椒醛、柑橘或薰衣草的气味)能够帮助患者产生一定的稳定情绪,缓解焦虑,而这一影响对女性患者更加显著。

2.2.2　医疗功能空间的压力评估

(1)评估方法。

压力反应的发生不仅受到环境因子影响,还由环境的使用对象、使用目的和使用方式等共同决定。就医院建筑而言,不同的功能空间中,患者的意识水平、使用时间、诊疗流程、介入手段不同,从而导致在这些空间中发生的压力反应的风险水平存在较大差异性。因此,在确定优化目标之前,需要对医院各功能空间的压力风险加以评估,筛选出"高压力风险"的医院功能空间类型,确保空间优化效益最大化。

首先通过对《综合医院建筑设计规范》(GB 51039—2014)、《建筑设计资料集》和《现代医院建筑设计》中有关医院室内空间分类内容的总结与归纳,共整理出 33 类医院的主要功能空间类型。在此基础上,排除患者不会接触、使用到的功能空间(如病理诊断室、中心供应室、试剂储存室等),最终获得 18 类可能发生压力风险的功能空间类型作为评价项目。

压力风险是指压力反应导致危险后果的可能性。根据前文中关于压力反应发生过程的阐述,以及对患者健康效应影响机制的解析,本研究借鉴相关文献中对于医院压力风险的评价思路,从严重程度、发生概率与持续时间 3 个方面,对压力反应的风险进行评估。其中,严重程度指的是压力反应对患者健康影响的严重性。在医院某类功能空间中,压力反应的严重性受压力源性质、强度、患者意识水平等因素影响。发生概率指的是压力反应的发生频次,既有研究显示:被频繁感知的压力源能够带来更大的压力风险。持续时间则是指压力反应发生的时长,瞬间的压力反应对人体影响不大,只有较长时间的压力反应才能够对患者健康产生负面影响。在此基础上,研究通过严重程度、发生概率、持续时间 3 项评价指标,对 18 类医院功能空间类型的压力风险进行评估,基于专家意见征集方式获得指标评分,并采用利克特量表构建问卷,其中,1 分代表程度最低,5 分代表程度最高。请参与者从 1 至 5 中选择一个数字,对特定空间中患者压力反应的严重程度、发生概率、持续时间进行评价,见表 2-6~表 2-8。

表 2-6　压力反应严重程度的赋值依据

严重程度	无	轻微	一般	明显	严重
赋值标准	1	2	3	4	5

表 2-7　压力反应发生概率的赋值依据

发生概率	从不发生	很少发生	偶尔发生	经常发生	频繁发生
赋值标准	1	2	3	4	5

表 2-8　压力反应持续时间的赋值依据

持续时间	极短	较短	一般	较长	漫长
赋值标准	1	2	3	4	5

在指标的计算方面,由于压力反应的发生需要以上 3 项指标共同起作用,任何一项的缺失都会造成另外两项指标的失效,例如,若压力反应的严重程度极低,无论多长时间的压力反应都很难造成实质性的压力风险,因此,各空间的压力风险不能通过 3 项指标的累加来评估。除了累加法之外,风险计算还包括矩阵法与连乘法。其中,矩阵法适合配对风险要素的评估,连乘法适用于两个以上要素的评估。因此,此次研究采用连乘法对 3 项指标进行计算,以 3 项指标的乘积作为压力风险水平。连乘法可以提高计算结果对各指标的敏感度,突出评价分数较低的指标对最终结果的影响,适用于计算各指标之间互相依存的评价案例,被广泛应用于医院环境的风险评估。

在问卷的参与者方面,虽然患者群体对医院室内环境具有直观感受,但是由于患者在医院中所处时间相对较短,对医院不同空间类型的认识有限,且就诊经历存在一定差异性,其经验往往来自某一部分功能空间的使用情况,因此不适合作为此次问卷的受访对象。医护人员作为一线工作者,在日常工作中,对医院各功能空间的使用情况有深切的体会。同时,也能够直接接受患者的意见反馈,一定程度上可以反映患者的态度。同时,医疗建筑设计师虽然缺少医护人员的医院工作经验,但对于医院功能空间却具有更加整体性的认识,有助于横向对比各功能空间之间的差异性。因此,此次问卷的受访者由医院医护人员和专业医疗建筑设计师组成。

本次调查59人,包括医护人员31名,医疗建筑设计师28名,共回收有效问卷59份。其中,医护人员基本涵盖了医院的主要科室,医疗建筑设计师均有3项以上的医院建筑设计经验,一定程度上保证了收集意见的全面性和有效性。调查发现,压力风险较高的功能空间分别为:医院普通病房($S=69.9$)、影像检查室($S=68.8$)、候诊室($S=61.4$)、重症监护室($S=55.7$)、功能检查室($S=47.4$)。按照患者的行为方式对评估结果进行归纳,可以看出,容纳护理、等候、检查行为的功能空间具有较高的压力风险。因此,研究将病房空间、候诊空间、检查空间归纳为高压力风险的功能空间。其他空间也可能发生一定的压力反应,但是个别指标值较低,导致总体压力风险有限。

(2)病房空间。

病房空间是住院患者进行休息、睡眠、就餐等生活起居行为,以及接受医学观察、治疗、康复等医疗行为的场所。在病房空间中,患者一般行动不便但意识清醒,因此对周边环境更加敏感,容易因长时间住院而加剧压力反应。患者来到一个全新的环境中,相对虚弱的身体状态使其对外界刺激的适应能力下降。在病房空间内,走廊传来的医护交谈声、医疗设备运行声等陌生刺激源,更容易让患者失去环境控制感,产生紧张、焦躁、睡眠障碍等压力反应症状。

除了环境眩光和噪声等物理刺激,来自同病房患者的影响也不容忽视。大量研究探讨了单人病房、双人病房、多人病房的差异性。大部分研究成果支持单人病房对患者心理与生理康复有积极作用。具体而言,单人病房的优势包括:更好地缓解患者和医务人员的心理压力,为患者提供更强的私密性,提高患者的睡眠质量和满意度,方便医生、患者沟通,降低患者院内感染概率,减少患者术后的镇痛药服用剂量及住院时间。也有少量研究提到单人病房的负面效果,认为单人病房会减少患者社交行为、增加患者孤独感,而双人病房便于同病房患者之间建立情感联系,减少患者心理压力。但需要注意的是,双人病房中患者的情感联系是不稳定的,且存在转化为负面情绪的风险,双人病房中室友的疾病、噪声、访客都是潜在的压力来源。相反,实证研究表明,单人病房中家人、朋友等访客的停留时间显著增加。

在心理层面,患者脱离原有的社会身份,接受新的"患者角色"(sick role),这需要一段时间来适应,并重新建立空间与身份的情感归属。在这一适应过程中,患者发生压力反应的风险较高。同时,医院采用的探视制度限制了患者家属的陪伴时间,也使患者缺乏外部联系与社会支持。病房空间是室内环境-压力恢复研究的主要方向之一。早期重要的循证设计研究就是 Ulrich 教授以宾夕法尼亚医院的病房作为研究背景展开的。近年来,越来越多的研究证明了病房室内环境与患者的压力恢复性具有显著关联性。

(3)候诊空间。

候诊空间是患者在接受诊疗、检查之前的过渡空间。国内外候诊空间均被视为环境压力反应的高发地点,这是由候诊空间的功能属性决定的。首先,一般来说,候诊空间区域人员密集,相对拥挤的环境会降低使用者的领域感、隐私感,提高患者之间的被动接触概率,降低患者的空间控制能力,而患者彼此之间的情绪更容易相互影响,从而引起更加剧烈的压力反应。其次,候诊空间的声压级普遍超过 50 dB,包括交谈声、步行声、设备声等 20 余种声源类型,嘈杂、混乱的声环境也能够引发患者的压力反应。最后,候诊空间是门诊患者就诊过程中滞留时间最久的空间。调查显示,国内患者在候诊空间中的停留时间高达 146 min,占总就诊时间的 2/3 以上。患者在漫长的等待过程中,容易陷入对病情的担忧,产生紧张、焦虑情绪,这让候诊空间成为患者压力风险较高的场所。医院候诊空间的优化能够为医院带来良好的综合效益,罗运湖曾提出,优化后的候诊空间环境,能够提高患者对长时间候诊的忍耐水平。Arneill 与 Devlin 的研究则表明:候诊空间的室内环境特征(包括光线和装饰等)能够为候诊者传递"积极信息",甚至改善其对医疗服务质量的评价,候诊空间环境优化的影响效果已经得到研究证明。

(4)检查空间。

检查空间包括影像检查空间、功能检查空间和内窥镜检查空间等,调查结果显示,影像检查空间的压力风险等级最高。因此,此次研究主要针对影像检查室进行分析与优化。影像检查室属于医院放射影像科,也被称为放射室或影像诊断室,是指通过 X 射线摄影、计算机断层扫描等技术,并借助数字图像解析进行检查的空间。影像检查室是医院重要的辅助检查功能空间,也是与技术发展关联最密切的空间,其容纳的诊断治疗设备不断更新,目前主要设备包括计算机断层扫描术(CT)、磁共振成像(MRI)及直接数字 X 射线摄影(DR)系统等。

影像检查期间,患者往往处于高度紧张、焦虑与不安状态。研究表明,在接受 MRI 检查之前,37%以上的患者会产生中度到重度以上的心理焦虑。患者在接受 CT 检查时也能产生类似的心理压力反应。这种压力反应,一方面来自对辐射暴露、使用造影剂及对可能被检测到的疾病的担忧。另一方面,影像室内的检查设备本身也可能引发患者对医疗器械的恐惧。同时,由于屏蔽外部射频干扰的要求,影像检查室多为无窗的封闭空间,这可能会让接受检查的患者因幽闭感而产生额外的压力反应。

(5) 其他空间。

除了单体功能空间,医疗空间的组织方式也与患者的心理反馈相关。其中,护理单元模式是重要的研究对象。大量研究讨论了集中式护理单元与分散式护理单元对使用者的影响差异性。集中式护理单元(centralized nursing unit)是指病房围绕一个中心护士站布置,以一条或多条内走廊联系空间的空间布局模式。21 世纪以来,随着医院建筑体量加大及远程通信设备的广泛应用,一些医院开始采用分散式护理单元(decentralized nursing unit),这种护理单元将病房和医辅用房分成若干组团,将中心护士站拆分为走廊一侧的多个小型护士站,实行责任护士分组护理。集中式与分散式护理单元的空间形态示意如图 2-7所示。

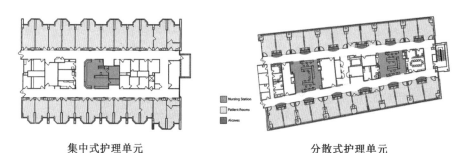

集中式护理单元　　　　　　　　　　　分散式护理单元

图 2-7　集中式与分散式护理单元的空间形态示意

归纳研究结果可以发现,集中式护理单元与分散式护理单元在实际使用中各有利弊。集中式护理单元的优势在于:医护人员之间交流便捷,步行距离更短,集中空间有利于创造团队协作氛围。缺点在于:病房与护士站之间较长的折返路线造成对患者的平均照护时间减少。另外,有 1 篇研究结果显示:集中式护理单元并没有显著减少医护人员的实际步行距离,这可能是由于软件模拟难以完全还原护理单元的实际运行状态。

分散式护理单元的优势在于:增加了医护人员与患者之间的沟通次数和床边照料时间。小型护士站能够与病房产生较好的视觉联系,从而有助于减少患者的跌倒风险。缺点在于：分散式护理单元在大量采用通信设备的同时，忽视了面对面交流和团队协作对于医护工作的重要性。分散布置的护士站之间视线受阻，不利于医护人员间的交流和协同性工作。对于不熟悉远程通信设备的医护人员来说，这一问题尤其明显。

由于集中式护理单元和分散式护理单元在实际使用中产生的问题，近年来建设的大型医院中多采用混合型护理单元(hybrid nursing unit)模式。这种护理单元由中型护士站和若干小型供给空间组成。研究者认为这种模式可以较好地平衡医护人员的协同及医患沟通。综上所述，在医院空间形态层面，大量文献表明，单人病房和混合型护理单元能够取得较好的疗愈效果，这两方面的研究均十分充分且结果比较一致。

2.2.3 确立实验目标

研究的总体目标在于，探索单一环境因子对患者的压力恢复性的独立影响、复合环境因子对患者的压力恢复性的交互影响，以及患者个体差异性对环境影响的干预作用。通过将实验结果与既有文献结论对比，验证、修补、完善现有理论体系，解析环境因子对压力恢复性的影响机制。

前文已经提取了 15 个能够影响患者压力恢复性的环境因子指标(空间尺度、空间布局、空间围透度、界面色彩、界面材质、界面装饰、景观自然性、景观安全性、景观可达性、环境照度、环境色温、照明形式、声源类型、声压级、混响时间)，以及 3 种高压力风险的医院"功能空间类型"(病房空间、候诊空间、检查空间)。若按照穷举法，对上述环境因子与功能空间进行排列组合，一共产生 45 组"空间类型—环境因子"对应关系。

医院室内环境因子对患者压力恢复性的影响效果是由空间功能与环境因子共同决定的，由于空间使用方式的区别，同样的环境因子在不同空间中的影响效果存在差异性。在实验开始之前，研究需要对每种空间类型下的各类环境因子进行比对，筛选对患者压力恢复性影响水平较高的环境因子。研究采用层次分析法结合专家意见征集，横向比较各环境因子对患者压力恢复性的影响水平，然后，根据指标权重确定每类功能空间中，环境因子的研究优先级别。

研究首先基于环境因子及因子间的从属关系建立层级结构，包括目标层、因素层、指标层。其中，目标层为医院室内环境因子对患者压力恢复性的影响(编码 A)；因素层为各环境因子对患者压力恢复性的影响，包括空间要素的影响(编码 B1)、界面特征的影响(编码 B2)、景观要素的影响(编码 B3)、照明环境的影响(编码为 B4)、室内噪声的影响(编码为 B5)；指标层为环境因子的各项指标，如空间要素的环境因子指标包括空间尺度(编码为 B1-1)、空间布局

(编码B1-2)、空间围透度(编码 B1-3)。

研究根据层次结构来设计调查问卷,问卷由病房空间、候诊空间、检查空间3部分构成。在关于每一类空间的问卷中,请专家按照对于上一层级的重要程度,对同一层级因素进行两两比较打分。研究采用 9 级标度法进行打分,即以 1 至 9 及其倒数作为要素间相对重要程度的比较尺度。例如,1 代表 B_i 与 B_j 同等重要;9 代表相对 B_j 而言,B_i 绝对重要;1/9 代表相对 B_i 而言,B_j 绝对重要。9 级标度法的赋值意涵见表 2-9。

表 2-9 9 级标度法的赋值意涵

赋值	意涵
1	两个要素相比,对目标层的影响程度相当
3	两个要素相比,前者比后者对目标层的影响稍微重要
5	两个要素相比,前者比后者对目标层的影响一般重要
7	两个要素相比,前者比后者对目标层的影响明显重要
9	两个要素相比,前者比后者对目标层的影响强烈重要
2/4/6/8	上述赋值意涵的中间程度
倒数	若因素 i 与因素 j 的重要性之比为 A_{ij},那么因素 j 与因素 i 的重要性之比为 $1/A_{ij}$

举例来说,在表 2-10 的 A 格中,填写的是在对患者压力恢复性的影响上,"空间要素"相对于"景观要素"的重要程度。若选择在此填写 3,则代表在对患者压力恢复性的影响方面,室内空间要素比景观要素稍微重要。

表 2-10 评价指标两两比较方法示例

	空间要素	界面特征	景观要素	照明环境	室内噪声
空间要素		A	B	C	D
界面特征			E	F	G
景观要素				H	I
照明环境					J
室内噪声					

评分专家由 17 名拥有丰富从业经验的医疗建筑设计师、医疗建筑研究专家及 11 名医护人员组成。研究通过事后整合方式收集专家意见,并采用几何平均法从调查数据中求取权重。经一致性检验发现,比较矩阵的不一致程度属于可接受范围(CR<0.1)。在此基础上,将指标层与所属因素层权重值相乘,获得指标层相对于目标层的权重,结果见表 2-11。

表 2-11　各功能空间中环境因子对压力恢复性影响的权重

目标层	因素层(一级子目标)					指标层(二级子目标)				
	编码		权重			编码		权重		
			病房空间	候诊空间	检查空间			病房空间	候诊空间	检查空间
医院室内环境因子对患者压力恢复性的影响	B1	空间要素	0.12	0.17	0.14	B1-1	空间尺度	0.037	0.032	0.065
						B1-2	空间布局	0.064	0.036	0.033
						B1-3	空间围透度	0.019	0.102	0.042
	B2	界面特征	0.19	0.16	0.23	B2-1	界面色彩	0.106	0.062	0.066
						B2-2	界面材质	0.032	0.033	0.043
						B2-3	界面装饰	0.052	0.065	0.121
	B3	景观要素	0.20	0.15	0.09	B3-1	景观自然性	0.114	0.023	0.016
						B3-2	景观安全性	0.039	0.084	0.048
						B3-3	景观可达性	0.047	0.043	0.026
	B4	照明环境	0.25	0.27	0.32	B4-1	环境照度	0.138	0.117	0.160
						B4-2	环境色温	0.045	0.076	0.107
						B4-3	照明形式	0.067	0.077	0.053
	B5	室内噪声	0.24	0.25	0.22	B5-1	声压级	0.086	0.110	0.084
						B5-2	声源类型	0.111	0.085	0.077
						B5-3	混响时间	0.043	0.055	0.059

根据权重分析结果,空间围透度、界面色彩、界面装饰、景观自然性、环境照度、环境色温、声压级与声源类型是影响患者压力恢复性的主要环境因子。其中,在病房空间中,对患者压力恢复性影响权重较高的因子指标为环境照度、景观自然性、声源类型、界面色彩;在候诊空间中,对患者压力恢复性影响权重较高的因子指标为环境照度、声压级、空间围透度;在检查空间中,对患者压力恢复性影响权重较高的因子指标为环境照度、界面装饰、环境色温。可以看出,在不同的功能空间类型中,各环境因子的权重有一定差异性,这也验证了前文提出的空间功能与环境因子的耦合作用。研究基于上述调查结果,按照各功能空间类型中环境因子权重选定研究与优化目标,见表 2-12。图 2-8 为医院功能空间的关键疗愈环境要素。

表 2-12　针对患者压力恢复性的医院空间环境优化目标

	影响患者疗愈效果的室内环境因子指标							
	空间要素	界面特征		景观要素	照明环境		室内噪声	
	空间围透度	界面色彩	界面装饰	景观自然性	环境照度	环境色温	声压级	声源类型
病房空间		√		√	√			√
候诊空间	√				√		√	
检查空间			√		√	√		

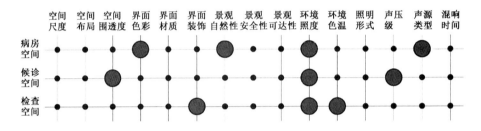

图 2-8　医院功能空间的关键疗愈环境要素

2.3　实验方案

2.3.1　实验设计

本次实验包含两个目标：目标一是分析单一环境因子对患者压力恢复性造成的独立影响；目标二是分析复合环境因子对患者压力恢复性造成的交互影响。根据研究目标，此次实验由实验组 A（对应实验目标一）与实验组 B（对应实验目标二）构成。

实验组 A 由 5 个实验组及 8 个独立的实验构成（表 2-13），每个实验针对一种环境因子指标，分别探索空间围透度（A1-1）、界面色彩（A2-1）、界面装饰（A2-2）、景观自然性（A3-1）、环境照度（A4-1）、环境色温（A4-2）、声源类型（A5-1）、声压级（A5-2）对患者生理与心理压力恢复性的影响，以上述环境因子的不同水平或类型作为自变量，以患者压力恢复性水平作为因变量。实验组 A 的结果将在第 3 章进行描述与解析。

表 2-13　实验组 A 的基本情况

实验组编号	环境因子	实验编号	实验自变量	实验场景		
				病房空间	候诊空间	检查空间
A1	空间要素	A1-1	空间围透度		√	
A2	界面特征	A2-1	界面色彩	√		
		A2-2	界面装饰			√
A3	景观要素	A3-1	景观自然性	√		
A4	照明环境	A4-1	环境照度	√	√	√
		A4-2	环境色温			√
A5	室内噪声	A5-1	声源类型	√		
		A5-2	声压级		√	

实验组 B 由 3 个实验构成,分别以病房空间、候诊空间、检查空间作为实验场景(表 2-14),研究交互作用需要对各环境因子的不同水平进行组合,以形成实验条件,但是,此次研究中所涉的环境因子数量较多,直接进行全因子设计的实验会导致实验量过大。例如,在医院病房空间中,界面色彩、景观自然性、环境照度与声压级是影响患者压力恢复性的 4 个关键环境因子。在每种环境因子包含 3 个实验水平的情况下,若采用全因子设计的析因实验,则每名实验参与者需要进行 $3^4=81$ 次实验。进行如此大规模的实验并不现实,同时,患者过于频繁地参加实验会疲劳及产生学习效应,导致实验结果准确性严重下降。

表 2-14　实验组 B 的基本情况

实验组编号	实验目标	实验编号	实验自变量
B1	病房空间中环境因子对患者压力恢复性水平的交互影响	B1-1	声源类型×景观自然性
		B1-2	环境照度×界面色彩
B2	候诊空间中环境因子对患者压力恢复性水平的交互影响	B2-1	声压级×环境照度
		B2-2	声压级×空间围透度
B3	检查空间中环境因子对患者压力恢复性水平的交互影响	B3-1	环境照度×界面装饰
		B3-2	环境照度×环境色温

考虑到环境因子之间的交互作用存在影响大小的差别,此次研究应优先对交互水平较高的因子组合进行分析,以提高实验结果的效用。此次研究采用正交试验与全因子实验结合的方式。首先通过正交试验设计,提取各功能空间的主要交互作用;然后对其中影响水平较高的环境因子组合进行全因子实验设

计,分析关键因子组合对患者压力恢复性的交互作用。以病房空间中环境因子的交互作用实验(实验组 B1)为例,研究首先根据因子数量确定正交表,然后按照正交试验结果,提取"声源类型×景观自然性"及"环境照度×界面色彩"两组对患者压力恢复性影响水平较高的环境因子组合;然后采用全因子实验设计,分别对上述环境因子的 3 种不同水平进行组合,这使得在每组实验中,实验参与者仅需要接受 $3^2 = 9$ 次实验,有效减少了实验次数,确保了实验结果的准确性。实验组 B 的实验结果将在第 4 章进行阐述。

此次研究采用组内设计(within-subjects design)的方法,参与者需要完成实验内的所有实验条件。研究通过拉丁方设计(Latin square design),排列实验顺序进行,以消除组内设计产生顺序效应(order effect),避免影响实验结果。研究采用组内设计是由于个体自身的压力反馈比较稳定,通过横向比较每名参与者在不同环境下的反应,能够较客观反映不同室内环境因子对患者压力恢复性造成的影响,是研究环境压力恢复性的常用方法。另外,组内设计中,每名参与者作为自己的控制组,能够在相同样本量情况下,获得更高的统计功效(statistical power)。

2.3.2　实验条件

(1) 室内场景建模。

研究参考《建筑设计资料集》《现代医院建筑设计》等建筑设计图集中的病房空间、候诊空间、检查空间平面,建立上述功能空间的三维模型作为实验场景。在建立实验场景时,需要注意对特定功能空间特征的提取与概括,且满足各功能空间的基本使用要求。实验场景中尽量减少不必要的装饰要素与家具布置,以避免非实验因素干扰实验结果。此外,实验将参与者在虚拟现实场景的视角设置为 120 度,然后,根据患者在病房空间、候诊空间、检查空间的行为方式,分别设置仰卧、坐姿、平卧 3 种相对应的视觉高度,以模拟空间使用状态。

在病房空间的场景模型设置上,研究选取标准单人病房作为实验场景,病房由病患区、护理区、陪护区、卫浴区及其他辅助区构成,主要固定设施有病床、保障设备(供氧、吸引、紧急呼叫等设备)、卫浴设备、座椅等。在病患区内,病床平行于采光窗,床头靠墙上方设置综合医疗带。护理区和陪护区围绕病患区布置,卫浴区则嵌套于病患区。实验模拟病房空间的长、宽、高尺寸分别为 6.6 m、3.6 m、2.8 m,病床尺寸为 2.1 m × 0.9 m,病床周围设置 U 形轨帘及 0.45 m × 0.45 m 床头柜。

在候诊空间的场景模型设置上,研究选取厅式候诊空间作为实验场景,这是由于廊式候诊空间沿内廊或外廊布置候诊区,多用于二次候诊使用。而庭院候诊空间指的是将医院室外庭院作为候诊区域,多用于南方地区医院门诊高峰期的附加候诊区。这两种方式空间变化较少,应用范围有限。厅式候诊空间可以分为行列式布局和围合式布局两种方式。行列式布局指等候区座椅平行排列,面向分诊台布置,容纳人数较多,多用于国内候诊空间;围合式布局则是将座椅以一定角度环绕一个中心布置,广泛应用于国外医院设计案例。此次研究选取行列式布局作为候诊室的空间布局形式。候诊空间包括等候区(容纳座椅、电视、饮水机)、分诊区(容纳分诊台、工作站、叫号设备)和通道区(容纳宣讲或艺术品展示)。等候区长、宽、高分别为 7.2 m、5.1 m、3.2 m,布置 2 列 5 排座椅。实验参与者被设置为坐姿状态,视点高度距地面 1.2 m。

　　在检查空间的场景模型设置上,研究根据压力风险等级(见 2.2.2 节),选取MRI 检查室作为实验场景。MRI 检查室的空间布局相对简单而固定,检查区中央放置主机和扫描床,辅助储存空间沿墙布置。按照《医学影像诊断中心管理规范(试行)》中检查室的推荐尺寸,将空间长、宽、高分别设置为 7.5 m、5.3 m、3.6 m,门的尺寸为 1.2 m × 2.4 m。出于屏蔽外部射频干扰的考量,MRI 检查室很少设置对外窗户,为了避免患者在封闭空间中的不适感,部分医院在设备周边侧界面与顶界面进行一定的装饰(图 2-9)。MRI 主设备选用西门子Magnetom Avanto 1.5T,设备尺寸为 5.4 m × 2.4 m × 2.1 m。沿墙一侧设置两个并排的 3 m × 2.4 m × 0.6 m 储物柜,患者在检查期间,侧视线可达的垂直界面预留 2.7 m × 2.7 m 的装饰面,在平卧时正面可视的顶界面预留 2.7 m × 5.4 m 的装饰面。实验参与者被设置为平卧于检查台上,视点距地面 0.9 m。

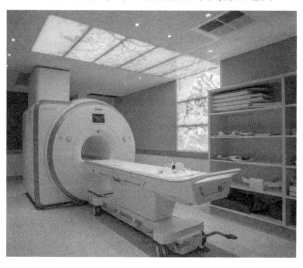

图 2-9　MRI 检查室常用的界面装饰方式

(2)环境参数设置。

在界面色彩的实验条件设置上,实验将中性色调、冷色调、暖色调、冷暖混合色调界面作为室内界面色彩的 4 个实验条件(图 2-10)。红色与蓝色是典型的暖色与冷色调,色彩中红色的比重多会使得色彩基调偏暖,而蓝色成分较多则会使色调偏冷。考虑到医院室内环境通常不会大面积使用纯色作为界面色彩基调,因此实验选取调和色作为实验条件。暖色调界面的基调色与强调色分别为 HSV(50, 20, 100)、HSV(40, 50, 100);冷色调界面的基调色与强调色分别为 HSV(180, 15, 100)、HSV(190, 35, 80)。冷暖混合色调为两者的结合;中性色调则由黑、白两色调和而来。

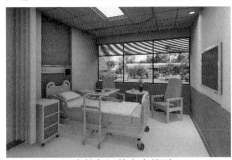
中性色调的室内界面

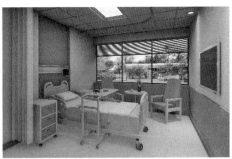
冷色调的室内界面

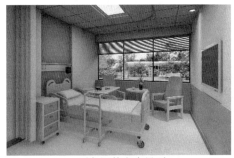
暖色调的室内界面

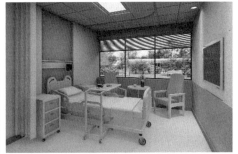
冷暖混合色调的室内界面

图 2-10　界面色彩的实验场景(彩图见附录)

在景观自然性的实验条件设置上,患者在就诊过程中的绝大多数时间是在医院室内度过的,窗景是患者获取自然景观的主要途径。因此,景观自然性水平由患者视野范围内窗景提供的自然景观要素(植物、水体等)的比例决定,而这一指标也被应用于大量的压力恢复性研究中。此次研究按照景观自然性水平,设置人工要素窗景(自然率为 0%)、低自然性窗景(自然率为 20%)、中自然性窗景(自然率为 40%)、高自然性窗景(自然率为 60%),景观自然性的下限设置为 20%,是由于既有研究表明,当环境中的自然要素低于 15% 时,人们倾向于将其归为人工环境。景观自然性的实验场景如图 2-11 所示。

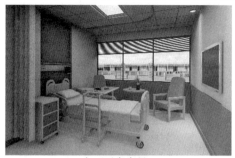
人工要素窗景

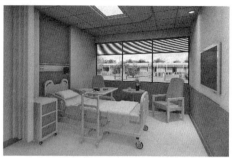
低自然性窗景(20%自然率)

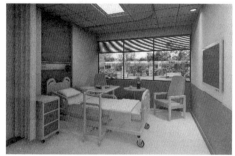
中自然性窗景(40%自然率)

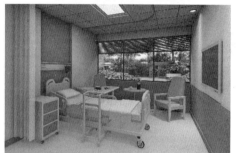
高自然性窗景(60%自然率)

图 2-11　景观自然性的实验场景(彩图见附录)

　　在空间围透度的实验条件设置上,在室内环境中,窗户面积是决定空间围透度的关键要素,在室内围合界面固定且无视线遮挡的情况下,室内开窗面积越大则空间围合程度越低。因此,研究选取室内窗墙比作为空间围透度的量化指标。另外,根据国内外医院设计案例中的室内窗墙比取值范围,以及相关文献使用的经验值,此次研究按照窗墙比从低到高设置了 4 个实验条件,分别为封闭空间(无窗环境)、高围合空间(0.30 窗墙比)、中围合空间(0.60 窗墙比)、低围合空间(0.90 窗墙比),室内窗墙比的实验场景如图 2-12 所示。

　　在环境照度的实验条件设置上,研究根据使用者所能够感受的最小照度变化差,并参考相关实验采用的室内照度变化梯度,按照 1∶2∶5∶10 比例梯度设置环境照度,将 50 lx、100 lx、250 lx、500 lx 设置为环境照度实验的 4 个自变量水平,并且按照《建筑照明设计标准》(GB 500344—2013)中对医疗建筑照度标准的检测方式将地面作为参考平面,环境照度的实验场景如图 2-13 所示。

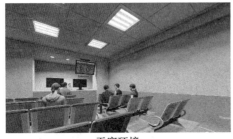
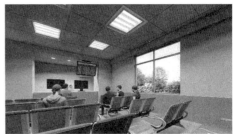

无窗环境　　　　　　　　　　高围合空间(0.30窗墙比)

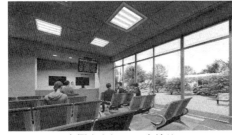
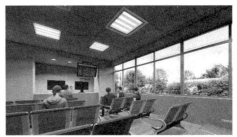

中围合空间(0.60窗墙比)　　　　　　低围合空间(0.90窗墙比)

图 2-12　室内窗墙比的实验场景(彩图见附录)

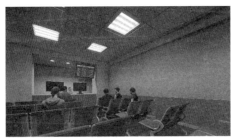
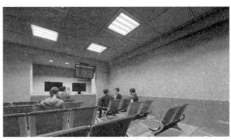

低照度光环境(50 lx)　　　　　　中低照度光环境(100 lx)

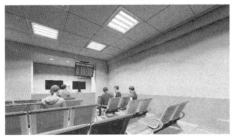
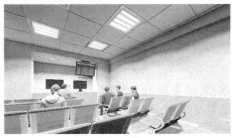

中高照度光环境(250 lx)　　　　　高照度光环境(500 lx)

图 2-13　环境照度的实验场景(彩图见附录)

　　在界面装饰的实验条件设置上,医院界面装饰能够为患者提供视觉焦点,避免患者在检查等行为过程中,被迫长时间注视单调无聊的医院墙壁或天花板。尤其是在 MRI 或 CT 检查室中,墙壁需要采用铜层屏蔽射频干扰,导致空间相对封闭,因此往往在患者视线可及的顶界面或侧界面处,设置壁画或电子屏幕作为界面装饰手段。此次研究按照界面装饰面积,设置无界面装饰、低界面装饰、中界面装饰、高界面装饰 4 个实验变量,界面装饰的实验场景如图 2-14所示。

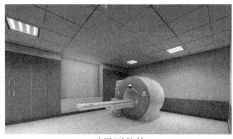

无界面装饰

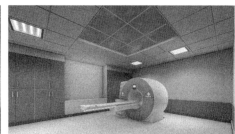

低界面装饰

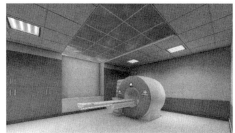

中界面装饰

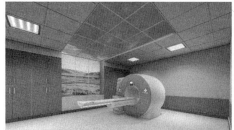

高界面装饰

图 2-14　界面装饰的实验场景(彩图见附录)

　　在环境色温的实验条件设置上,色温衡量光线中所包含的颜色成分。其中,低于 3 300 K 色温的光线偏向于冷白色,高于 5 300 K 的光线偏暖白色,而3 300~5 300 K 的光线表现为中性色。此次研究根据不同色温范围的色表特征值,设置低色温(2 500 K)、中低色温(3 500 K)、中高色温(4 500 K)、高色温(5 500 K)4 个实验条件,环境色温的实验场景如图 2-15 所示。

　　在声源类型方面,根据对既有研究结果的归纳,医院室内声源总体可以分为机械声、人为声、背景声、音乐声 4 种典型声源类型。其中,机械声是由手推车、呼吸机、心电监护仪等医院设备产生的声音类型;人为声是由患者交谈、儿童哭闹、接听电话等行为所产生的声源类型;背景声没有明确的主导声源,既包含新风系统、电梯运行等设备发出的机械声,也包括医患交谈、移动所产生的人为声。根据 Baker 提出的医院背景声(ambient noise)分类标准,背景声基本处于稳定状态,每分钟有小于 1 次的振幅(≤5 dBA)变化。音乐声是医院室内常采用的背景声,通过电子扬声器播放患者容易接受的音乐,能够降低人耳对噪声的感知,从而实现对特定区域噪声的主动掩蔽。此次实验所采用的机械声、人为声、背景声的声源样本来自伦敦国王学院"医院室内噪声与睡眠"

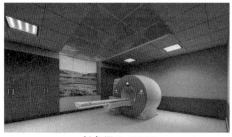
低色温(2 500 K)

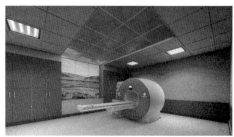
中低色温(3 500 K)

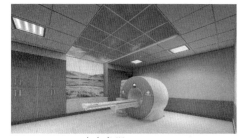
中高色温(4 500 K)

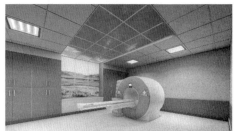
高色温(5 500 K)

图 2-15　环境色温的实验场景(彩图见附录)

(HPNoSS)研究项目中录制的典型医院室内噪声片段,3 个声源样本均能够清晰识别所属声源类型。实验所采用的音乐声则来自丹麦作曲家 Niels Eje 为医院声掩蔽系统专门创作的轻音乐 *Day and Night*。在获取声音片段之后,采用 Audition CS6 将声音截取为 5 min 时长,并将其统一校准到 50 dB 声压级。

在室内声压级方面,此次研究选取 40 dB、50 dB、60 dB、70 dB 作为 4 个实验条件。其中,40 dB 是我国《民用建筑隔声设计规范》(GB 50118—2010)对医院病房昼间噪声级提出的最高要求标准。声压级的单位(dB)表示的是声压变化的对数级别,声压级每增加 10 dB,人耳感觉到的声音响度增加近一倍。因此,实验选取 10 dB 作为声压级的增长梯度。另外,根据既有研究的调查,国内外医院室内背景噪声的声压级普遍处于 50~70 dB,研究所选实验条件具有一定代表性。

研究根据设置的实验条件,对场景模型的设计参数进行调整,导入 HTC Vive Focus Plus 设备中,形成相应的虚拟现实场景。本书展示了视觉环境因子(空间围透度、景观自然性、界面色彩、界面装饰、环境照度、环境色温)有关的实验场景。为了便于区分不同实验条件的差异性,没有从患者视角呈现病房空间与检查空间场景,而在实际开展实验时,患者以预设的第一视角体验虚拟现实场景,如图 2-16 所示。

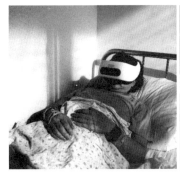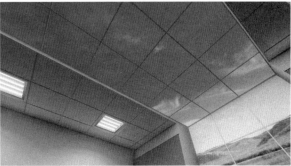

图 2-16　患者以预设的第一视角体验虚拟现实场景

2.3.3　实验流程

(1) 第一步:实验准备。

实验开始前,研究员预先告知参与者全部实验流程,请每名参与者填写年龄等个人信息;然后,参与者在研究员的帮助下,佩戴生理信息监测设备 E4,在熟悉设备感受后开始实验。实验时间约为 10 min,实验的基本流程如图 2-17所示。

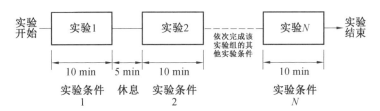

图 2-17　实验的基本流程

(2) 第二步:压力导入。

在实验开始后,参与者接受 MAST 压力反应诱导,以确保环境体验前个体处于一定的身心压力状态之中。参与者需要在 3 min 内,交替完成冷压测试(生理刺激源)与心算测试(心理刺激源),每个测试持续时间由计算机在 40~90 s内随机产生(不可控性刺激源),计算错误会接受负性反馈。通过引入标准化的刺激,主动提高患者的压力水平,以便于对比不同实验条件带来的压力恢复效果。压力反应导入与恢复过程简图如图 2-18 所示,实验的具体步骤如图 2-19所示。

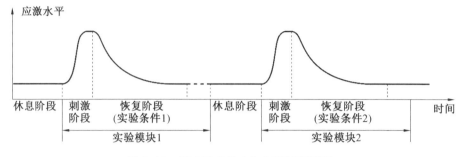

图 2-18　压力反应导入与恢复过程简图

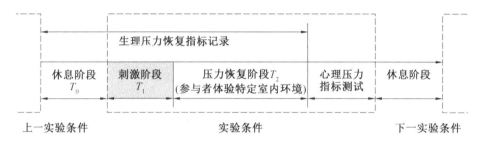

图 2-19　实验的具体步骤

(3) 第三步:环境体验。

在完成压力反应导入后,参与者开始接受实验条件。参与者佩戴 HTC Vive Focus Plus 体验具备特定环境因子的虚拟现实场景(图 2-20)。场景体验时间被设定为 5 min,因为环境压力恢复效果在 5 min 内最为明显,过长的时间会由于参与者疲劳而对实验结果产生干扰。在此过程中,如果参与者有任何不适感受,可以随时终止实验。

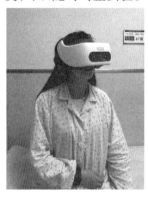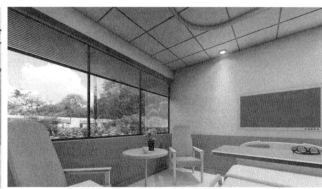

图 2-20　参与者佩戴虚拟现实设备并体验虚拟现实场景

(4)第四步:环境反馈。

在完成场景体验之后,参与者需要根据自身感受,填写关于心理压力指标的问卷,包括主观焦虑水平(使用 STAI-Y6 量表)、情绪状态(使用环状情绪维度量表)、环境评价(使用环境评价语义分析表)。这一阶段大约需要 3 min。主观测评完成后,参与者有 5 min 的休息时间。在参与者表示可以继续实验后,参与者开始下一轮实验,直至参与者完成所有实验条件。移除其所佩戴设备,研究员对数据进行编号、整理与汇总。在整个实验进行期间,E4 记录参与者的生理压力恢复指标的相关数据。

2.3.4　实验有效性检验

目前,在环境心理学的研究中,虚拟现实技术支持的实验场景已经得到了广泛应用,且研究表明个体对虚拟场景的反馈与现实场景高度相似。此次研究为了进一步检验虚拟现实场景对真实场景的还原程度,通过预实验的方式,对比个体在真实场景与虚拟场景中的压力恢复水平,进而检验虚拟现实场景在此次研究中应用的可行性与有效性。

共计 35 名患者参加了预实验,其中男性患者 19 名,女性患者 16 名。预实验流程与正式实验相同,也采用组内设计方式,即每名参与者需要接受两种实验条件,分别为真实场景与虚拟场景。预实验在哈尔滨工业大学的环境模拟实验舱(图 2-21)内进行,实验温度为 24℃,相对湿度控制为 30%。在实验开始之前,参与者在研究员的帮助下,佩戴生理指标监测设备 E4,从此时开始直至实验结束,E4 持续记录佩戴者的心率以及皮肤导电性指标,待参与者表示情绪稳定之后开始实验。

在实验开始后,参与者需要接受 2 min 的压力诱导范式(MAST),通过引入一个标准化的刺激,让参与者进入压力状态。然后,参与者依次接受 2 个实验条件(真实场景与虚拟场景)。在真实场景实验条件下,参与者不佩戴 VR 设备,直接体验真实的实验舱环境,5 min 之后结束环境体验。而在虚拟场景实验条件下,参与者需要佩戴 VR 头戴式显示设备,VR 头戴显示器中呈现的内容与真实场景相同,参与者能够 360 度沉浸式观看虚拟的实验舱室内场景,体验时间也为 5 min。最后,当体验结束后,参与者需要完成关于心理压力指标及环境评价调查问卷。问卷包括 16 个问题,确保参与者能够在 3 min 之内完成。第一轮实验完成后,参与者进入休息时间。待参与者表示身心平静之后,进入下一轮实验,实验流程与上一轮相同,但实验条件与第一次实验的条件相反。例如,第一次接受真实场景的实验条件,第二次则需要接受虚拟场景的实验条件,反之亦然。在参与者完成两轮实验后,研究员帮助参与者移除生理指标监测设

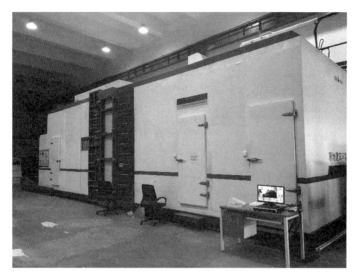

图 2-21　环境模拟实验舱外观

备,为实验数据编号并存档。

环境模拟实验舱内的真实场景与虚拟场景对比如图 2-22 所示。

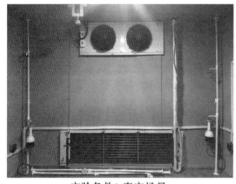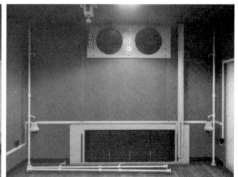

实验条件1:真实场景　　　　　　　　　实验条件2:虚拟场景

图 2-22　环境模拟实验舱内的真实场景照片与虚拟场景对比

实验结果显示,个体在真实场景与虚拟场景之中的压力恢复水平近似。表 2-15 和图 2-23 显示,参与者在虚拟场景中的心率恢复率 R_{Hr} 为 0.660,略高于真实场景中的实验结果 0.651。在皮肤导电性恢复率 R_{Scl} 方面,真实场景的恢复水平(0.739)高于虚拟场景(0.714)。但配对样本 T 检验结果显示,两种实验条件下,参与者的心率恢复率 R_{Hr}(Sig = 0.752)与皮肤导电性恢复率 R_{Scl}(Sig = 0.336)均无显著差异性。而在心理压力恢复指标方面,配对样本 T 检验结果表明,在真实场景与虚拟场景中,参与者的焦虑水平(Sig = 0.659)、情绪效价(Sig = 0.882)及情绪唤醒水平(Sig = 0.735)均无显著差异性。综上所述,预实验结果验证了虚拟场景与真实场景对使用者压力恢复性的影响趋势相同且结果类似，虚拟场景对真实场景具有较强的还原性，可以在环境压力恢复实验中作为真实场景的替代手段。

表 2-15 真实场景与虚拟场景中参与者的生理与心理压力恢复指标

	生理压力恢复指标		心理压力恢复指标		
	心率恢复率	皮肤导电性恢复率	焦虑水平	情绪效价	情绪唤醒水平
真实场景	0.651	0.739	9.609	5.891	5.054
虚拟场景	0.660	0.714	9.826	5.935	5.119

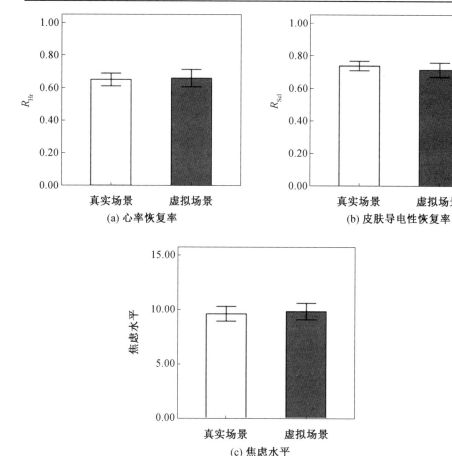

图 2-23 真实场景与虚拟场景中参与者的生理与心理压力恢复水平

此次实验参与者均为来自哈尔滨市第一医院、哈尔滨医科大学附属第二和第四医院的住院患者。相对于门诊患者,住院患者一般有充裕的时间参加实验,是比较理想的实验对象。所有实验参与者思维意识清晰,并具备足够的视觉、听觉与行为能力,以确保能够配合完成生理与心理压力指标的测量与调查。另外,此次实验需要排除甲状腺功能亢进症与室上性心动过速患者,因为自主神经功能紊乱会导致生理压力指标难以准确测量与评估。参与实验的患者的饮食与睡眠状况需要基本稳定,在接受测试 6 h 以内未饮酒、吸烟或服用咖啡等对交感神经系统产生刺激的食品或药物。

此次研究共招募 323 名符合上述标准的患者参与实验,其中男性患者 170 名,女性患者 153 名。患者的年龄平均值为 48.1,其中,小于 45 岁患者、45 岁至 60 岁患者、60 岁以上患者的比例接近。因此,基本可以排除参与者构成差异对实验结果造成的干扰。此次研究参考相关"环境刺激-压力恢复"实验参与人数的经验数值,为每个子实验分配 30~35 名参与者。

由于此次实验样本较多,大部分受试者需要参与 2 至 3 次实验。依据既有文献结论,此次研究避免患者参与 3 次以上实验,防止因参与者的学习效应而影响实验结果的准确性。所有实验均在上午 9:00~12:00 完成,以减少人体时间节律对生理指标与情绪水平的影响。此次研究共计完成标准化实验 550 次,获得有效数据 2 986 组(有效率达 91.9%),实验历时 3 个月完成。

第3章 环境因子对疗愈效果的独立影响

本章的目标在于通过实验数据分析,获得室内单一环境因子与患者压力恢复性之间的量化关系,并在此基础上,探索患者个体差异因素对环境反馈结果的影响。本章按照实验顺序,依次对空间要素、界面特征、景观要素、照明环境、室内噪声的实验数据进行单因素重复测量方差分析(One-way Repeated Measures ANOVA)及多因素方差分析(MANOVA),将获得的实验结果与既有文献结论进行对比,并结合建筑学、环境心理学、神经科学的相关理论,探索室内单一环境要素对患者压力恢复性的影响机制。

3.1 空间要素对患者压力恢复性的影响

3.1.1 空间围透度的影响

(1)空间围透度对患者生理指标的影响。

实验结果表明,在对照组(无窗环境)、0.30 窗墙比、0.60 窗墙比、0.90 窗墙比的室内环境中,患者的心率恢复率 R_{Hr} 分别为 0.644(SD = 0.049)、0.637(SD = 0.060)、0.656(SD = 0.072)、0.662(SD = 0.058),皮肤导电性恢复率 R_{Scl} 分别为 0.678(SD = 0.112)、0.682(SD = 0.101)、0.723(SD = 0.118)、0.741(SD = 0.109)。单因素重复测量方差分析结果表明,各实验条件下,患者的心率恢复率无显著差异性($F = 1.254$, Sig = 0.294),而皮肤导电性恢复率的差异达到显著水平($F = 3.039$, Sig = 0.032)。随着室内窗墙比提高,患者的 R_{Scl} 逐渐上升。其中,成对比较结果(表 3-1)显示,与对照组相比,在 0.30 窗墙比的环境下,患者的 R_{Scl} 并无显著差异(Sig = 0.874)。直至室内窗墙比提高至 0.90,空间围透度对患者的 R_{Scl} 的影响效果才达到显著性水平(Sig = 0.019)。

表 3-1　患者生理压力恢复水平的成对比较结果（空间围透度实验）

	心率恢复率 R_{Hr}			皮肤导电性恢复率 R_{Scl}		
	平均差	标准误	显著性	平均差	标准误	显著性
0.00~0.30 窗墙比	0.007	0.015	0.641	−0.004	0.024	0.874
0.00~0.60 窗墙比	−0.012	0.012	0.418	−0.046	0.023	0.053
0.00~0.90 窗墙比	−0.018	0.013	0.176	−0.063	0.026	0.019
0.30~0.60 窗墙比	−0.019	0.016	0.235	−0.042	0.026	0.107
0.30~0.90 窗墙比	−0.025	0.013	0.054	−0.059	0.027	0.032
0.60~0.90 窗墙比	−0.006	0.015	0.694	−0.017	0.027	0.525

（2）空间围透度对患者心理指标的影响。

按照室内窗墙比由低至高，患者自测焦虑水平所获得的结果分别为：10.583（SD＝1.610）、10.194（SD＝1.582）、9.277（SD＝1.031）、9.472（SD＝1.010）。方差分析结果表明，室内窗墙比对患者主观焦虑水平的影响显著（$F＝7.735$，Sig＝0.000）。与对照组相比，在 0.30、0.60、0.90 窗墙比环境中，患者的主观焦虑水平分别降低 3.7%、12.3% 与 10.5%。但成对比较结果（表 3-2）显示，0.60~0.90 窗墙比环境与对照组的结果存在显著差异，在 0.30 窗墙比环境中，患者产生的焦虑感与对照组并无显著差异性（Sig＝0.319）。这表明室内窗墙比需要提高到一定程度之后，才能对患者的焦虑水平产生显著影响。

在患者的情绪维度模型方面，实验结果显示，随着室内窗墙比提高，患者的情绪效价逐渐提高，情绪唤醒水平则是先降后升。但是，单因素方差分析显示，窗墙比对患者情绪效价（$F＝1.817$，Sig＝0.136）及情绪唤醒水平（$F＝1.734$，Sig＝0.164）的影响均未达到显著性水平，表明空间围透度对患者情绪状态的总体影响效果有限。然后，将患者在不同实验条件下的情绪效价与情绪唤醒水平投射到连续坐标上（图 3-1）。在窗墙比较低（0.30~0.60）的实验条件下，患者倾向于产生"消极—平静"维度的情绪。而随着室内窗墙比增加，患者的情绪更加趋向于"积极—兴奋"状态。

表 3-2　患者心理压力恢复水平的成对比较结果(空间围透度实验)

	焦虑水平		情绪效价		情绪唤醒水平	
	平均差	显著性	平均差	显著性	平均差	显著性
0.00~0.30 窗墙比	0.389	0.319	−0.264	0.340	0.236	0.195
0.00~0.60 窗墙比	1.306	0.000	−0.528	0.057	0.528	0.025
0.00~0.90 窗墙比	1.111	0.005	−0.556	0.044	0.139	0.547
0.30~0.60 窗墙比	0.917	0.009	−0.264	0.345	0.292	0.264
0.30~0.90 窗墙比	0.722	0.032	−0.292	0.287	−0.097	0.661
0.60~0.90 窗墙比	−0.194	0.393	−0.028	0.913	−0.389	0.106

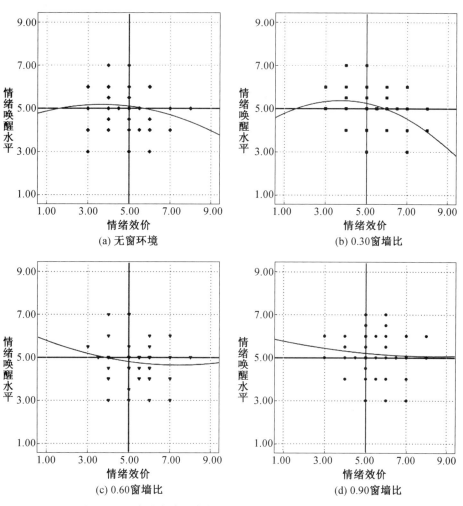

图 3-1　患者在各实验条件下的情绪维度(空间围透度实验)

（3）空间围透度对环境评价的影响。

在环境复愈性评估方面,方差分析结果显示,室内围透度能够对环境复愈性产生显著影响（$F=11.265$,Sig$=0.000$）。随着室内窗墙比提高,环境复愈性评分逐渐提高。与对照组（PRS$=29.694$）相比,在0.90窗墙比的室内环境中,患者对所在环境复愈性的评分提高8.09%。其中,患者对所在环境"吸引"（Sig$=0.001$）与"延展"（Sig$=0.036$）维度的评分显著高于对照组。

环境认知的调查结果显示,在不同实验条件下,患者对所在环境尺度感与围合感的语义评价存在明显不同（图3-2）。随着室内开窗面积从小到大,患者更倾向于使用"开放的"来描述室内环境。另外,尽管4种实验场景的实际面积相同,患者还是认为0.60~0.90窗墙比的室内环境更加宽敞。在联想知觉（舒适感、自然感、亲切感、安全感、趣味感）方面,调查发现,在高窗墙比的环境中,患者主观上认为所在环境更加自然、亲切、有趣,但过大的开窗面积可能会一定程度上减弱环境的舒适感与安全感。调查显示,患者对4种实验场景的总体评价（满意度、偏好度）有一定差异性,重复测量方差分析显示,不同实验条件下,患者对所在环境满意度的差异性达到显著水平（$F=4.372$,Sig$=0.006$）,表明医院室内窗墙比是影响总体环境满意度的重要指标。

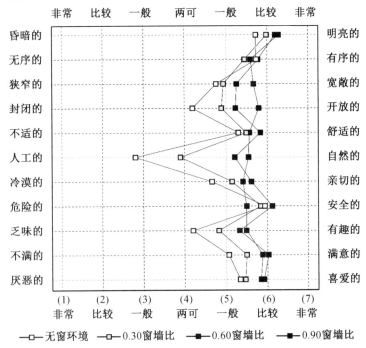

图3-2　不同空间围透度下患者的环境认知

3.1.2　患者个体差异的影响

(1)性别差异的影响。

独立样本 T 检验结果(图 3-3)显示,男性与女性患者的心率恢复率(Sig = 0.452)、皮肤导电性恢复率(Sig = 0.279)、焦虑水平(Sig = 0.126)、情绪效价(Sig = 0.370)及情绪唤醒水平(Sig = 0.411)均没有显著性差异。尽管在空间围透度实验中,患者性别因素对压力恢复效果的总体影响有限,但在不同实验条件下,男性与女性患者的生理与心理压力恢复水平存在一定差异性(表 3-3)。其中,在高窗墙比(0.60~0.90)的室内环境中,女性患者的综合压力恢复水平更高。实验结果表明,在 0.90 窗墙比环境下,女性患者的心率恢复率比男性患者的高2.09%,焦虑水平比男性患者的低 2.11%。同时,实验结果显示,无窗环境对男性患者压力恢复造成的负面影响相对较小。

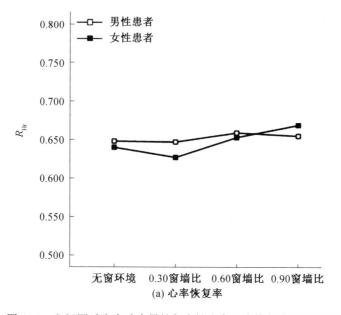

图 3-3　空间围透度实验中男性与女性患者压力恢复水平变化趋势

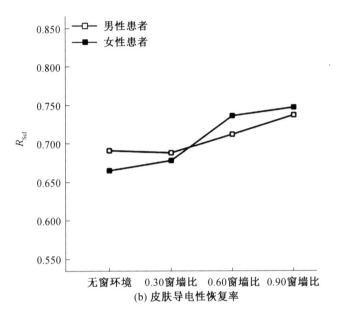

(b) 皮肤导电性恢复率

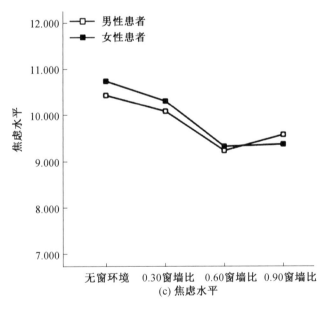

(c) 焦虑水平

续图 3-3

表 3-3　男性与女性患者的压力恢复水平（空间围透度实验）

	生理压力恢复指标			心理压力恢复指标	
	心率恢复率	皮肤导电性恢复率	焦虑水平	情绪效价	情绪唤醒水平
男性患者	0.652	0.711	9.829	5.236	5.065
女性患者	0.647	0.701	9.934	5.298	5.122

（2）年龄差异的影响。

此次研究按照实验参与者的年龄分布情况，将患者年龄分为青年（<45岁）、中年（45～60岁）及老年（>60岁）3个年龄段，以保持各年龄段患者人数接近。通过实验结果的描述统计可以发现，在空间围透度实验中，各年龄段患者的生理与心理压力恢复指标存在一定差异性（表3-4）。在此基础上，将年龄差异作为实验变量与室内窗墙比进行多因素方差分析发现，年龄差异对患者心率恢复率、皮肤导电性恢复率及焦虑水平的主效应不显著，表明年龄因素对患者压力恢复性的总体干预能力有限。但实验结果表明，在对患者主观焦虑感的影响方面，患者年龄与室内窗墙比的交互作用达到边缘显著水平（Sig = 0.087）。如图3-4所示，与其他年龄段患者相比，在无窗环境中，60岁以上患者的主观焦虑感较低，且随着室内窗墙比提高，这个年龄段患者的焦虑水平相对稳定。

表 3-4　各年龄段患者的压力恢复水平（空间围透度实验）

	生理压力恢复指标			心理压力恢复指标	
	心率恢复率	皮肤导电性恢复率	焦虑水平	情绪效价	情绪唤醒水平
<45 岁患者	0.662	0.712	10.075	5.187	5.235
45～60 岁患者	0.656	0.703	9.964	5.302	5.057
>60 岁患者	0.640	0.705	9.625	5.365	5.064

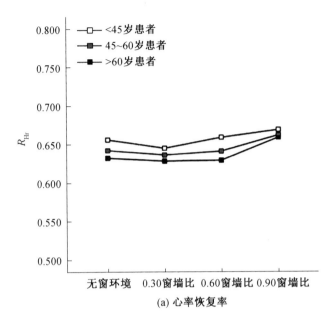

(a) 心率恢复率

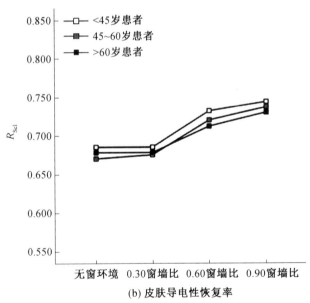

(b) 皮肤导电性恢复率

图 3-4　空间围透度实验中各年龄段患者压力恢复水平变化趋势

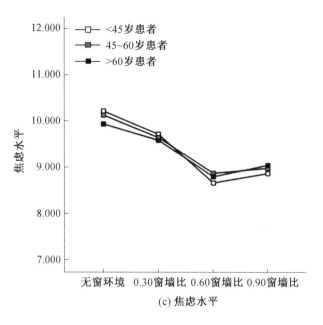

(c) 焦虑水平

续图 3-4

3.1.3　实验结果的分析与讨论

　　总体而言,此次实验结果表明,空间围透度能够对患者的压力恢复性产生重要影响,且对皮肤导电性(Sig = 0.032)、焦虑水平(Sig = 0.001)的影响达到显著水平。其中,与 0.30 ~ 0.90 窗墙比相比,在完全封闭的无窗环境中,患者的皮肤导电性恢复率降低 5.22%,焦虑感提高 8.84%。对于空间围透度对压力恢复性产生影响的一种解释是来自人类对封闭空间的天然恐惧感。Vartanian 等人的实验发现,在封闭的空间中,人体与处理恐惧情绪相关的大脑扣带回(cingulate gyrus)区域活跃性增加。除此之外,在医院环境中,窗户对于患者来说具有多重意义,窗户不仅能够为患者提供外部视野与自然光线,还能让住院患者与外界重新产生联系,减弱住院带来的隔离感。

　　随着室内窗墙比提高,患者的压力恢复性呈现总体上升趋势。但是,围透度对患者压力恢复性的影响并非简单的线性关系。例如,随着窗墙比由 0.30 上升至 0.60,患者的皮肤导电性恢复率提高 6.01%,焦虑水平降低 9%。但是,当窗墙比达到 0.90 时,患者的皮肤导电性恢复率仅提高 2.49%,而焦虑水平甚至有所提高。这可能是由于垂直方向增加的窗户面积一定程度上引发了患者的不安全感。在瞭望-庇护理论(prospect-refuge theory)中,Appleton 提出人类对环境的天然偏好与反馈机制部分来自进化过程中人类作为猎人与猎物的双重身份记忆。人类既需要良好的视野来进行瞭望,也偏好有一定庇护感的环境要素。过低的空间围合度则会让环境庇护感下降,间接降低了环境的压力恢复效果。此次环境评价的调查结果也表明,相较于 0.60 窗墙比的环境,患者更倾向于使用"不安"等负面词语来描述 0.90 窗墙比的室内环境。另一种对实验结果的解释是水平方向的长窗更加有利于患者的压力恢复,而水平方向的长窗能够为使用者提供更加开阔、通畅的视野,大量既有研究已经证明了使用者对水平方向的长窗的偏好。

符合瞭望与庇护需求的视线设计如图 3-5 所示。

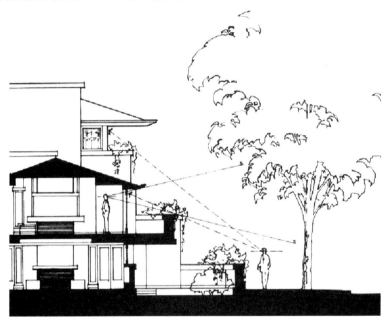

图 3-5　符合瞭望与庇护需求的视线设计

实验结果表明,当室内窗墙比达到 0.60 时,患者的综合心理压力恢复水平更高,主观焦虑水平最低,并产生较多的积极情绪。这一结果与部分相关文献结论近似,例如,徐虹通过实验室研究,发现在窗墙比为 0.60 的室内环境中,使用者产生更加轻松、积极的主观情绪。陈菲菲的研究也发现,当室内窗墙比达到 0.55 时,使用者的视觉舒适程度最高。也有一些文献提出了其他的最优窗墙比数值范围,例如,Christoffersen 和 Johnsen 的研究提出,办公人员在视觉上更加偏好 0.30~0.35 窗墙比的办公空间。一方面,医院空间与办公空间使用方式的差异性可能造成了不同的研究结果。另一方面,被调查者所处的地域气候条件可能也会影响使用者主观上的最优窗墙比。Küller 等人的调查就发现,生活在不同纬度地区的受访者对室内窗户尺度的主观情绪反馈存在显著差异性。

3.2　界面特征对患者压力恢复性的影响

3.2.1　界面色彩的影响

（1）界面色彩对患者生理指标的影响。

在患者的生理压力恢复指标方面，实验结果表明：在中性色调、冷色调、暖色调、冷暖混合色调的室内环境中，患者心率恢复率 R_{Hr} 分别为 0.613（SD = 0.212）、0.707（SD = 0.199）、0.660（SD = 0.203）、0.579（SD = 0.155）；患者皮肤导电性恢复率 R_{Scl} 分别为 0.688（SD = 0.164）、0.723（SD = 0.186）、0.629（SD = 0.175）、0.653（SD = 0.131）。

冷色调室内环境的压力恢复效果稍好于其他实验条件，但这一效果未达到显著性水平。单因素方差分析结果显示，室内界面色彩对患者心率恢复率 R_{Hr}（$F = 1.682$，Sig = 0.181）与皮肤导电性恢复率 R_{Scl}（$F = 1.236$，Sig = 0.305）的影响有限。另外，表 3-5 中成对比较结果显示：各实验条件下，患者的生理压力恢复指标均无显著差异性（Sig>0.05）。

表 3-5　患者生理压力恢复水平的成对比较（界面色彩实验）

	心率恢复率 R_{Hr}			皮肤导电性恢复率 R_{Scl}		
	平均差	标准误	显著性	平均差	标准误	显著性
中性色调—冷色调	−0.094	0.072	0.205	−0.036	0.059	0.549
中性色调—暖色调	−0.046	0.067	0.499	0.058	0.058	0.325
中性色调—冷暖混合色调	0.034	0.058	0.564	0.033	0.043	0.463
冷色调—暖色调	0.048	0.054	0.380	0.095	0.054	0.099
冷色调—冷暖混合色调	0.128	0.057	0.058	0.069	0.042	0.119
暖色调—冷暖混合色调	0.080	0.055	0.164	−0.026	0.053	0.629

（2）界面色彩对患者心理指标的影响。

在患者心理压力恢复水平方面，按照患者在各实验条件中的主观焦虑水平从低到高排列依次为：冷暖混合色调界面（$M = 9.086$，SD = 1.358）<中性色调界面（$M = 9.142$，SD = 1.734）<暖色调界面（$M = 9.485$，SD = 1.755）<冷色调界面（$M = 9.600$，SD = 2.199）。方差分析结果表明：患者在各实验条件下的焦虑水平近似，并没有显著差异（$F = 1.702$，Sig = 0.186），成对比较分析也没有发现患者主

观焦虑水平存在显著差异性(表 3-6)。

表 3-6　患者心理压力恢复水平的成对比较(界面色彩实验)

	焦虑水平		情绪效价		情绪唤醒水平	
	平均差	显著性	平均差	显著性	平均差	显著性
中性色调—冷色调	−0.457	0.266	−0.071	0.764	0.143	0.609
中性色调—暖色调	−0.343	0.350	0.243	0.256	−0.485	0.053
中性色调—冷暖混合色调	0.057	0.874	0.157	0.583	−0.286	0.276
冷色调—暖色调	0.114	0.832	0.314	0.210	−0.628	0.010
冷色调—冷暖混合色调	0.514	0.249	0.229	0.407	−0.429	0.059
暖色调—冷暖混合色调	0.400	0.169	−0.086	0.711	0.199	0.339

在中性色调界面、冷色调界面、暖色调界面、冷暖混合色调界面的室内环境中,患者的情绪效价分别为 5.414(SD = 1.061)、5.486(SD = 1.074)、5.171(SD = 0.962)、5.257(SD = 1.166);情绪唤醒水平分别为 4.957(SD = 1.127)、4.814(SD = 0.916)、5.442(SD = 1.006)、5.243(SD = 0.942)。方差分析显示,不同色彩界面环境中,患者的情绪效价不存在显著差异($F = 0.671$, Sig = 0.572),但情绪唤醒水平的差异达到显著性水平($F = 2.770$, Sig = 0.045),表明室内界面色彩能够对患者的情绪唤醒水平产生一定影响。

在暖色调界面中,患者情绪唤醒水平较高,且显著高于冷色调实验条件(Sig = 0.010),暖色调界面与中性色调界面的差异达到边缘显著水平(Sig = 0.053),可以看出,室内界面色彩能够对患者情绪维度产生一定影响。将患者在 4 种实验条件下所产生的情绪效价与唤醒投射到坐标上,可以发现,与中性色调界面环境相比,在冷色调界面环境下,患者倾向于产生"积极—平静"维度的情绪;而在暖色调界面中,患者的情绪则趋向于"积极—兴奋"维度(图 3-6)。

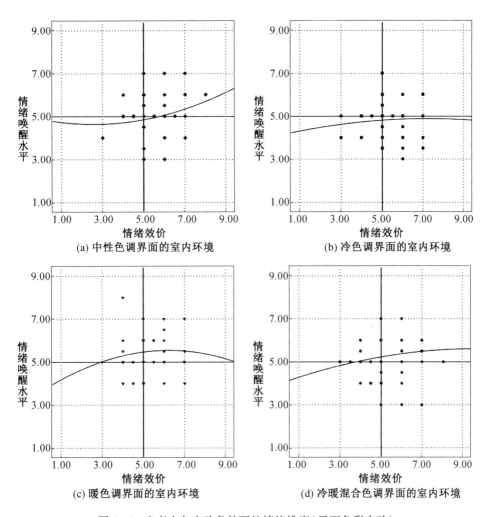

图 3-6 患者在各实验条件下的情绪维度(界面色彩实验)

(3)界面色彩对患者环境评价的影响。

实验结果显示,界面色彩对环境复愈性评估 PRS 的影响能力十分有限。尽管在冷暖混合色调的界面环境中,患者对环境复愈性评分较高($M = 31.570$,$SD = 2.758$),但方差分析并没有发现各实验条件下的 PRS 存在显著性差异($F = 1.164$,$Sig = 0.327$)。同时,调查结果还显示,不同界面色彩环境下,患者对环境复愈性 4 个评价维度(远离、吸引、兼容、延展)的评分也不存在显著差异性。

在对环境认知方面,调查结果显示,在 4 种色彩界面条件下,患者对所在环境直接感知指标(明亮感、秩序感、尺度感、围合感)的语义描述基本一致(图3-7)。另外,患者对于暖色调与冷暖混合色调界面环境的总体评价(满意度、偏好度)较高。调查结果显示,界面色彩能够在一定程度上影响患者对所在环境的联想知觉。与对照组相比,患者总体上认为采用色彩装饰的室内环境更加亲切并富有趣味。例如,患者倾向于使用"亲切的"来描述冷色调与暖色调环境,而对于中性色调的评价则介于"冷漠"和"亲切"之间。

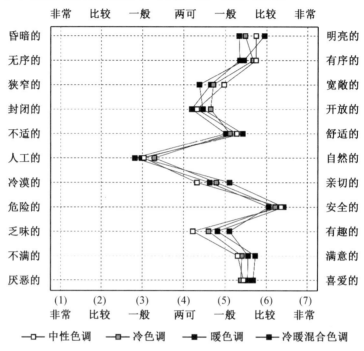

图 3-7　界面色彩实验组患者的环境认知

3.2.2　界面装饰的影响

(1)界面装饰对患者生理指标的影响。

实验结果显示,在无装饰、低装饰、中装饰、高装饰界面环境中,患者的心率恢复率 R_{Hr} 分别为 0.617(SD = 0.140)、0.640(SD = 0.158)、0.624(SD = 0.118)、0.672(SD = 0.159);皮肤导电性恢复率 R_{Scl} 分别为 0.668(SD = 0.126)、0.742(SD = 0.132)、0.741(SD = 0.099)、0.730(SD = 0.134)。重复测量方差分析结果表明:患者在各实验条件下的 R_{Hr} 无显著差异性($F = 0.957$,Sig = 0.416),而 R_{Scl} 则达到边缘显著性水平($F = 2.437$,Sig = 0.071)。成对比较(表 3-7)结果表明,与对照组相比,采用界面装饰的室内环境(包括低、中、高装饰 3 种实验条件)能够显著提高患者生理压力恢复能力,而界面装饰面积大小对 R_{Hr} 及 R_{Scl} 指标的影响有限。

表 3-7　患者生理压力恢复水平的成对比较（界面装饰实验）

| | 心率恢复率 R_{Hr} | | | 皮肤导电性恢复率 R_{Scl} | | |
	平均差	标准误	显著性	平均差	标准误	显著性
无装饰—低装饰界面	−0.023	0.033	0.491	−0.075	0.031	0.024
无装饰—中装饰界面	−0.007	0.035	0.844	−0.074	0.031	0.026
无装饰—高装饰界面	−0.055	0.031	0.086	−0.062	0.035	0.087
低装饰—中装饰界面	0.016	0.037	0.665	0.001	0.031	0.982
低装饰—高装饰界面	−0.032	0.041	0.443	0.013	0.036	0.724
中装饰—高装饰界面	−0.048	0.035	0.174	0.012	0.028	0.670

（2）界面装饰对患者心理指标的影响。

方差分析结果显示，室内界面装饰能够显著影响患者的主观焦虑感（$F =$ 8.977，Sig = 0.000），而室内装饰水平与患者主观焦虑水平呈反比关系。在无装饰界面的室内环境中，患者焦虑水平最高，在加入低、中、高装饰界面后，患者焦虑水平分别降低 13.92%、10.86%、17.55%，且成对比较（表 3-8）结果表明，以上 3 种实验条件与对照组实验结果的平均差显著（Sig<0.05），另外，室内界面装饰对患者情绪效价的影响也达到显著水平（Sig = 0.018）。与对照组（无装饰界面）相比，患者在中、高装饰界面环境中的情绪效价显著提高。界面装饰对患者情绪唤醒水平的影响较小（Sig = 0.147）。患者在低装饰界面环境下的情绪唤醒水平最低（$M = 5.086$，SD = 1.011），在无装饰环境中，患者情绪唤醒水平最高（$M =$ 5.627，SD = 1.172）。在缺乏装饰的环境中（图 3-8），患者倾向于产生"消极—兴奋"维度的情绪；而在加入界面装饰后，患者情绪趋向于"积极—兴奋"，并且随着装饰面积增加，患者情绪效价与唤醒水平均提高。

表 3-8　患者心理压力恢复水平的成对比较（界面装饰实验）

| | 焦虑水平 | | 情绪效价 | | 情绪唤醒水平 | |
	平均差	显著性	平均差	显著性	平均差	显著性
无装饰—低装饰界面	1.429	0.003	−0.271	0.315	0.543	0.057
无装饰—中装饰界面	1.114	0.005	−0.700	0.007	0.314	0.227
无装饰—高装饰界面	1.800	0.000	−0.757	0.016	0.271	0.210
低装饰—中装饰界面	−0.314	0.432	−0.429	0.190	−0.229	0.251
低装饰—高装饰界面	0.371	0.269	−0.486	0.073	−0.271	0.232
中装饰—高装饰界面	0.686	0.019	−0.057	0.828	−0.043	0.847

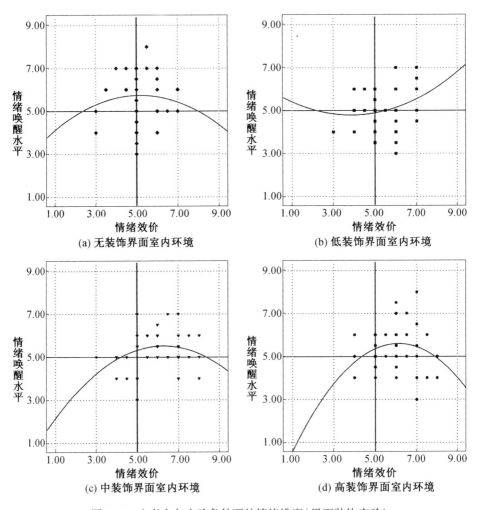

图 3-8　患者在各实验条件下的情绪维度(界面装饰实验)

(3) 界面装饰对患者环境评价的影响。

实验结果表明,室内界面装饰能够明显影响患者的各项环境评价指标。首先,重复测量方差分析结果显示,室内界面装饰对环境复愈性评估的影响达到边缘显著水平(F = 4.536, Sig = 0.090),说明增加室内界面的装饰面积是一种提高环境复愈性的有效方法。随着界面装饰水平提高,患者对所在环境复愈性中所有维度(远离、吸引、兼容、延展)的评价均有所上升。

其次,在环境认知方面,室内界面装饰对患者的环境认知有明显的影响(图3-9)。在有界面装饰的环境下,患者倾向于使用"舒适的""自然的""亲切"等积极意向的语义来描述所在环境,并且对环境的总体评价(满意度、偏好度)更高。另外,除了联想知觉与总体评价外,室内界面装饰还能在一定程度上对患者的环境感知产生影响。例如,尽管4种实验条件的实际空间尺度与布局并无差别,但患者主观上认为采用界面装饰的环境更加"有序""宽敞"与"开放"。

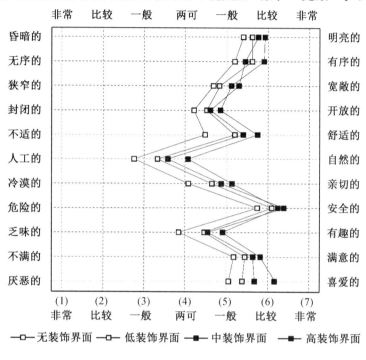

图 3-9　界面装饰实验组患者的环境认知

3.2.3　患者个体差异的影响

(1)性别差异对压力恢复水平的影响。

在室内界面色彩方面,独立样本 T 检验结果显示,男性与女性患者的总体生理压力恢复水平接近,但男性与女性患者对不同室内界面色彩的反馈情况存在一定差异性(表 3-9)。在中性色调界面环境中,女性患者的皮肤导电性恢复率 R_{Scl} 比男性患者的高 6.81%,而在暖色调界面环境中,男性患者的皮肤导电性恢复率 R_{Scl} 比女性患者的高 4.65%,心率恢复率 R_{Hr} 比女性患者的高 3.55%,而暖色调与冷暖混合色调对男性与女性患者的影响效果比较接近。在心理压力指标方面,调查结果表明,男性患者的总体焦虑水平较低,女性患者产生更多的积极情绪。男性与女性患者的总体主观焦虑感、情绪效价与情绪唤醒水平并无显著差异性(Sig>0.05),且相对于生理指标的差异性反馈,不同界面色彩环境下,男性与女性患者的心理压力恢复指标变化较为一致(图3-10)。

表3-9　男性与女性患者的压力恢复水平(界面色彩实验)

	生理压力恢复指标		心理压力恢复指标		
	心率恢复率	皮肤导电性恢复率	焦虑水平	情绪效价	情绪唤醒水平
男性患者	0.641	0.667	9.217	5.259	5.120
女性患者	0.639	0.669	9.433	5.405	5.113

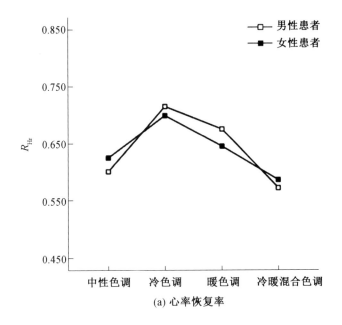

(a) 心率恢复率

图 3-10　界面色彩实验中男性与女性患者压力恢复水平变化趋势

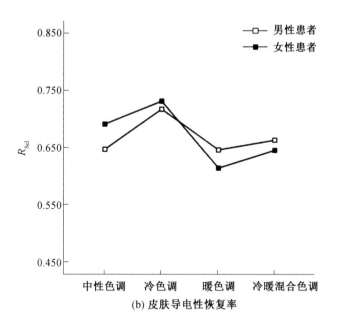

(b) 皮肤导电性恢复率

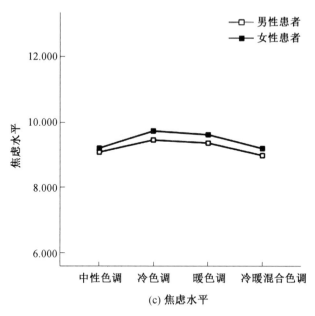

(c) 焦虑水平

续图 3-10

在界面装饰方面,实验结果表明,男性患者的总体压力恢复水平高于女性患者的(表 3-10),而 T 检验结果显示两者差异并未达到显著性水平。通过对比不同实验条件下男性与女性患者压力恢复指标的变化趋势发现,男性患者对于低装饰或无界面环境的耐受力更强,例如,在低装饰面积的室内环境中,男性患者的心率与皮肤导电性恢复率分别比女性患者的高 3.50% 与 2.17%,产生的焦虑感比女性患者的低 2.83%。室内界面装饰对于女性患者生理压力恢复水平的影响更加稳定。具体而言,随着室内界面装饰面积增加,女性患者的心率与皮肤导电性恢复率持续上升(图 3-11)。若单独对女性患者的实验数据进行单因素方差分析则可以发现界面装饰对于女性患者 R_{Scl} 的影响达到显著水平(Sig = 0.019)。

表 3-10　男性与女性患者的压力恢复水平(界面装饰实验)

	生理压力恢复指标		心理压力恢复指标		
	心率恢复率	皮肤导电性恢复率	焦虑水平	情绪效价	情绪唤醒水平
男性患者	0.641	0.724	9.130	5.749	5.421
女性患者	0.636	0.715	9.213	5.630	5.271

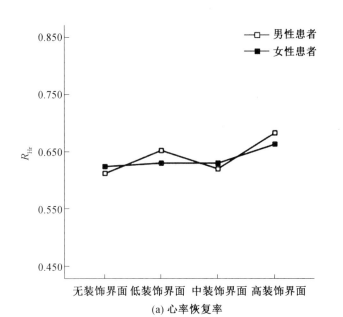

(a) 心率恢复率

图 3-11　界面装饰实验中男性与女性患者压力恢复水平变化趋势

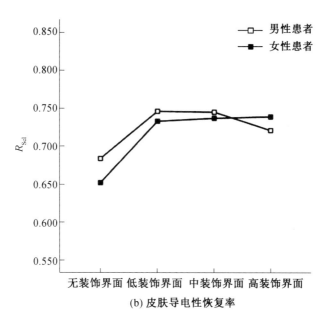

(b) 皮肤导电性恢复率

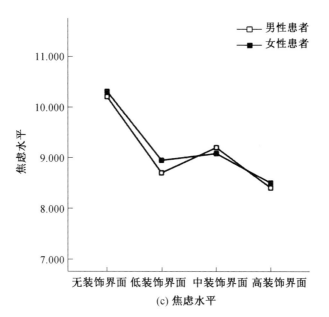

(c) 焦虑水平

续图 3-11

(2)年龄差异对压力恢复水平的影响。

方差分析结果表明,患者年龄差异对患者的各项生理与心理压力恢复指标的主效应均不显著,且年龄因素与界面色彩的交互效应也未达到显著水平,但是,在不同界面色彩环境下,各年龄段患者的压力恢复存在一定差别(表3-11)。在冷色调界面的室内环境中,相较于青年(<45岁)患者,老年(>60岁)患者的心率恢复率、皮肤导电性恢复率两项指标分别降低5.49%与2.74%,独立样本T检验表明,两个年龄段患者的皮肤导电性恢复率并没有显著差异性(Sig=0.229)。另外,在冷色调实验条件下,老年患者焦虑水平高于其他两个年龄段患者的实验结果(图3-12)。

表3-11　各年龄段患者的压力恢复水平(界面色彩实验)

	生理压力恢复指标		心理压力恢复指标		
	心率恢复率	皮肤导电性恢复率	焦虑水平	情绪效价	情绪唤醒
<45岁患者	0.652	0.677	9.418	5.291	5.112
45~60岁患者	0.639	0.676	9.267	5.352	5.087
>60岁患者	0.629	0.665	9.351	5.353	5.151

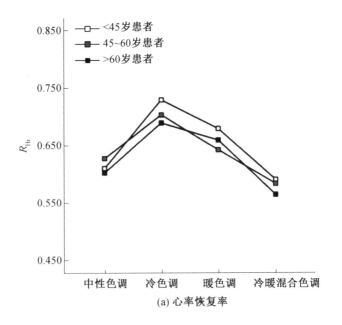

(a) 心率恢复率

图3-12　界面色彩实验中各年龄段患者压力恢复水平变化趋势

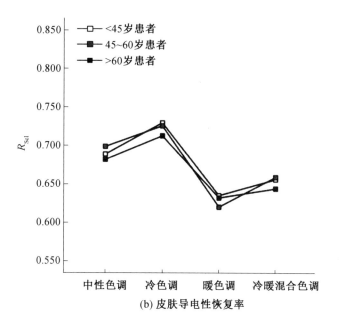

(b) 皮肤导电性恢复率

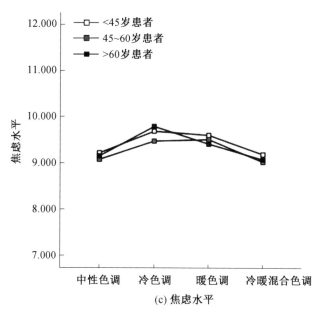

(c) 焦虑水平

续图 3-12

在界面装饰实验中,年龄因素能够对患者生理压力恢复水平产生一定影响。多因素方差分析结果显示,年龄差异性对患者皮肤导电性恢复率的主效应达到边缘显著水平($F = 2.162$, Sig $= 0.083$)。总体上,老年患者的生理压力恢复水平较低,尤其在无界面装饰的室内环境中,老年患者的心率恢复率显著低于青年患者的(Sig $= 0.017$),见表3-12。但随着界面装饰面积增加,各年龄段患者的压力恢复差异性逐渐变小,在高装饰界面的室内环境中,青年(<45岁)、中年(45~60岁)、老年(>60岁)患者的各项生理与心理压力恢复指标已无显著差异性(图3-13)。

表3-12　各年龄段患者的压力恢复水平(界面装饰实验)

	生理压力恢复指标		心理压力恢复指标		
	心率恢复率	皮肤导电性恢复率	焦虑水平	情绪效价	情绪唤醒水平
<45岁患者	0.643	0.732	9.105	5.681	5.295
45~60岁患者	0.644	0.728	9.148	5.491	5.431
>60岁患者	0.628	0.702	9.262	5.896	5.312

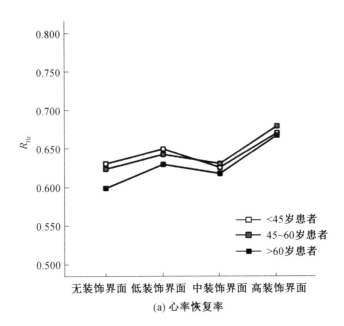

(a) 心率恢复率

图3-13　界面装饰实验中各年龄段患者压力恢复水平变化趋势

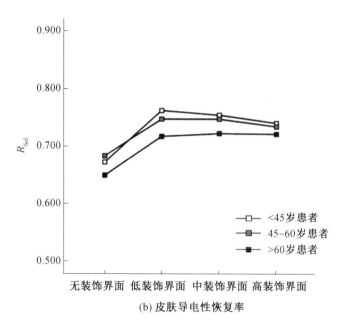

(b) 皮肤导电性恢复率

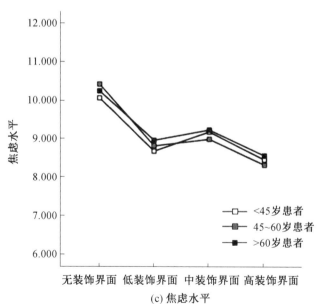

(c) 焦虑水平

续图 3-13

3.2.4　实验结果分析与讨论

(1) 界面色彩实验的结论。

此次研究结果表明,室内界面色彩对患者的影响主要集中在环境认知方面。在不同界面色彩的室内环境中,患者的生理压力恢复水平近似,而且患者的主观焦虑水平(Sig=0.186)与环境复愈性评价(Sig=0.327)也没有显著差异性,表明室内界面色彩对患者综合压力恢复的影响效果有限。这一研究结果印证了 Fehrman 与 Dalke 等学者的观点,即医院室内界面色彩仅能够影响患者的部分环境知觉与体验,并短暂地影响患者的某些生理指标,并无足够的实验证据显示室内界面色彩能够对患者压力反应的发生与恢复造成稳定影响。NASA(美国国家航空航天局)的一份研究报告也曾指出:"环境色彩的人体生理压力反馈的影响通常表现为短促和暂时性的。"

也有一些既有研究提出与之相反的结论,认为室内界面色彩能够显著干预患者的生理与心理压力恢复水平,例如,Jacob 等人就曾提出,与绿、蓝色界面环境相比,红、黄色能够显著增强使用者的主观焦虑感与皮肤导电性。Dalke 与 Dijkstra 等人也通过对照试验提出室内界面色彩能够影响患者心理压力恢复指标。大量医院建筑设计指导手册也将医院界面色彩(尤其是冷色调)作为调节患者负面情绪、缓解患者压力反应的重要手段。值得注意的是,这部分支持色彩影响效果的文献普遍发表年代比较久远,而 40 年前的生理与心理压力测评方法都与现在具有较大差别。另外,这部分研究大多采用色卡或二维空间图片作为实验条件,测试不同色调下使用者的生理与心理反馈,或通过患者的色彩偏好来判断其压力恢复效果。受实验材料限制,其研究结论可能无法完整反映真实情况下使用者对环境界面色彩的感知状态。Tofle 就曾提到研究方法的缺陷无形中夸大了界面色彩的压力恢复能力,并导致大量逸事证据(anecdotal evidence)出现在设计手册中,甚至被用来指导医疗环境的色彩设计。

此次研究还发现,在一定程度上,患者个体差异能够干预室内界面色彩的影响效果,例如,在暖色调界面的室内环境下,男性患者的生理压力恢复水平较高,而冷色调环境则更不利于老年患者从压力状态中恢复。但总体而言,患者性别与年龄对界面色彩的作用的影响不大,这可能是由于色彩的影响更大程度上受到个体成长经历、社会文化、教育背景等后天习得特征的影响。象征性互动理论认为特定场景下的象征意义在一定程度上决定了人们的行为,而个体的生活经验往往使得不同的环境色彩具备一定的象征意义。Kwon 的研究发现,不同文化背景下,同样的色彩会被赋予不同的含义,并间接影响了医院使用者对界面色彩的情绪反馈。这也表明医院环境色彩设计并不存在"金标准",而需要结合患者的群体特征提出相应的环境色彩方案。

（2）界面装饰实验的结论。

在提高患者压力恢复水平的效果方面，与调节界面色彩相比，界面装饰是一种更有效的界面优化方式。此次研究结果表明，与对照组相比，在采用界面装饰的室内环境中，患者的心率恢复率提高 4.59%、皮肤导电性恢复率提高 10.43%，产生的焦虑水平降低 11.32%、情绪效价提高 10.96%、情绪唤醒水平降低 6.67%。其中，界面装饰对患者主观焦虑感（Sig = 0.000）与情绪效价（Sig = 0.018）的影响显著，对患者皮肤导电性恢复率（Sig = 0.071）的影响达到边缘显著水平。

既有研究大多针对医院室内环境有、无界面装饰的差异进行分析，而此次研究在此基础上，对室内界面装饰面积的影响也进行了探索。实验结果显示，随着界面装饰面积的增加，患者的心理压力恢复水平逐渐提高；同时，患者生理压力恢复水平并没有与装饰面积呈线性相关。在最大装饰面积的实验条件下，患者的心率恢复率 R_{Hr} 甚至有所下降，但这并不意味着高水平的界面装饰不利于患者的压力恢复。Ulrich 认为医院环境中有趣且无害的刺激源会起到积极转移（positive distraction）作用，通过将患者的注意力从负面刺激上转移到相对积极正面的事物上，从而有效减少压力反应对患者的消极作用。而在此过程中，患者对积极信息的接收与处理，会一定程度上提高交感神经的活跃度，进而增加心率等生理指标。Leather 将这一良性的患者生理指标提高现象称为"生动刺激（lively stimulation）"。

然而，相关文献对医院界面装饰影响效果的研究结果并不统一，部分研究认为界面装饰的影响主要是针对患者心理压力恢复指标方面，也有部分研究提出界面装饰的效应主要体现在患者生理压力恢复指标方面，此次研究的实验结果倾向于支持前一结论。但值得注意的是，研究还发现，室内界面装饰对女性患者生理压力恢复的促进作用更加明显，而无装饰界面会对老年患者的生理压力恢复性产生更多的负面作用。因此，实验调查对象组成的不同，可能导致了既有文献实验结果的差异性。在未来的研究中，可以对患者群体进一步细分，以更加全面地了解室内界面装饰对压力恢复的影响。

此次研究还发现界面装饰不仅能够影响环境趣味感、亲切感等与装饰直接有关的环境评价指标，还能对尺度感、秩序感、安全感等非直接相关指标产生影响，在具有界面装饰的室内环境中，患者倾向于认为所在环境更加宽敞、有序与安全。这一发现验证了 Quan 等人提出的观点，即医院界面装饰能够全面影响环境的各项认知与评价指标。

3.3　景观要素对患者压力恢复性的影响

3.3.1　景观自然性的影响

（1）景观自然性对患者生理指标的影响。

此次研究按照患者视野中自然要素的比例,将实验条件分为人工要素窗景、低自然性窗景、中自然性窗景和高自然性窗景。实验结果显示,在接受以上4种实验条件后,患者的心率恢复率 R_{Hr} 分别为 0.598（SD = 0.152）、0.645（SD = 0.162）、0.634（SD = 0.108）、0.628（SD = 0.132）。方差分析结果表明,不同实验条件下,患者的 R_{Hr} 不存在显著性差异（ F = 1.038,Sig = 0.378）。成对比较（表3-13）分析显示,患者仅在低自然性窗景与高自然性窗景环境中的心率恢复率平均差值达到边缘水平（Sig = 0.054）。而在患者的皮肤导电性恢复率 R_{Scl} 方面,实验结果表明,与对照组（人工要素窗景）相比,在低、中、高自然性的窗景环境中,患者的皮肤导电性恢复率 R_{Scl} 均有所提高,但成对比较分析结果显示,这一差异未达到显著性水平。同时方差分析也表明,景观自然性对患者皮肤导电性恢复率的影响有限（ F = 1.336,Sig = 0.266）。

表 3-13　患者生理压力恢复水平的成对比较（景观自然性实验）

	心率恢复率 R_{Hr}			皮肤导电性恢复率 R_{Scl}		
	平均差	标准误	显著性	平均差	标准误	显著性
人工要素窗景—低自然性窗景	−0.049	0.025	0.129	−0.053	0.022	0.103
人工要素窗景—中自然性窗景	−0.036	0.021	0.252	−0.034	0.029	0.258
人工要素窗景—高自然性窗景	−0.029	0.027	0.345	−0.052	0.025	0.142
低自然性窗景—中自然性窗景	0.013	0.022	0.647	0.020	0.031	0.428
低自然性窗景—高自然性窗景	0.019	0.021	0.483	0.002	0.024	0.964
中自然性窗景—高自然性窗景	0.006	0.024	0.779	−0.018	0.027	0.506

（2）景观自然性对患者心理指标的影响。

方差分析结果显示,患者在不同实验条件下的主观焦虑水平存在显著差异性（ F = 4.697,Sig = 0.004）。在人工要素窗景的环境下,患者的焦虑水平显著高于其他3种实验条件下的患者反馈结果。同时,成对比较（表3-14）分析结果表明,不同水平的自然窗景环境中,患者的焦虑水平并无显著差异。

在情绪维度模型方面,实验结果显示,在人工要素窗景下,患者的情绪效价（ M = 4.988,SD = 1.233）与情绪唤醒（ M = 5.025,SD = 0.980）均处于相对较低的水平。这说明在人工要素窗景的室内环境中,患者产生的情绪总体处于"消极—平静"维度。而随着窗景自然要素比例的增加,患者情绪效价与情绪唤醒水平均有所提高,说明在高自然性窗景要素下,患者情绪更加趋向于"积极—兴奋"维度。方差分析结果也表明,景观自然性能够对患者的情绪效价产生一定影响($F = 2.396, \text{Sig} = 0.072$)。其中,在低自然性窗景与高自然性窗景环境中,患者产生的积极情绪显著高于对照组(图 3-14)。

表 3-14　患者心理压力恢复水平的成对比较(景观自然性实验)

	焦虑水平		情绪效价		情绪唤醒水平	
	平均差	显著性	平均差	显著性	平均差	显著性
人工要素窗景—低自然性窗景	1.075	0.020	−0.512	0.043	0.088	0.732
人工要素窗景—中自然性窗景	1.450	0.001	−0.375	0.171	−0.388	0.106
人工要素窗景—高自然性窗景	1.300	0.006	−0.637	0.025	−0.063	0.791
低自然性窗景—中自然性窗景	0.375	0.387	0.137	0.428	−0.475	0.072
低自然性窗景—高自然性窗景	0.225	0.600	−0.125	0.613	−0.150	0.471
中自然性窗景—高自然性窗景	−0.150	0.736	−0.262	0.371	0.325	0.188

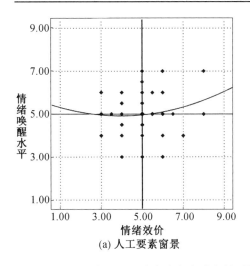

(a) 人工要素窗景

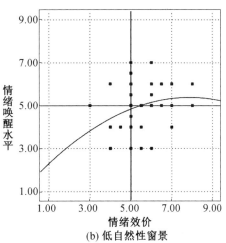

(b) 低自然性窗景

图 3-14　患者在各实验条件下的情绪维度(景观自然性实验)

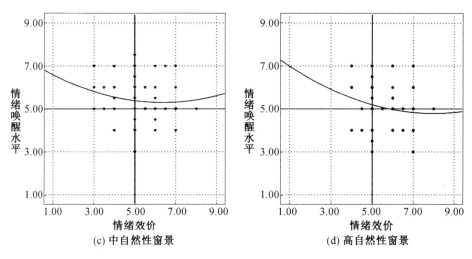

（3）景观自然性对环境评价的影响。

在环境复愈性方面，方差分析结果表明，在不同景观的室内环境中，患者对所在环境复愈性的评分具有显著差异性（$F = 15.217$，$Sig = 0.000$）。同时，成对比较分析显示，低、中、高自然性窗景的复愈性评分差异显著（$Sig < 0.05$），表明景观自然性对环境复愈性具有重要影响力。尤其是环境复愈性的"远离"与"兼容"两项评分与自然性高度相关。另外，调查结果显示，在 4 种实验条件下，患者对所在环境明亮感、秩序感、尺度感、围合感 4 个有关环境感知的语义评价并无明显差别（图 3-15），而对有关环境联想知觉的评价有一定差异性。除"自然感"之外，患者对环境的"亲切感"与"趣味感"的语义评价与实验条件的自然度成正比，说明窗景的自然度能够在一定程度上影响患者对所在环境的联想评价指标。

3.3.2　患者个体差异的影响

（1）性别差异对患者压力恢复水平的影响。

独立样本 T 检验结果显示，在景观自然性实验中，男性与女性患者的各项生理与心理压力恢复指标均不存在显著差异性（$Sig > 0.05$）。多因素方差分析结果显示，在对患者的皮肤导电性恢复率 R_{Scl} 的影响方面，性别因素与景观自然性存在一定交互作用（$F = 2.321$，$Sig = 0.070$）。在拥有高自然性窗景的室内环境中，相较于女性患者，男性患者的 R_{Scl} 显著较高，说明高自然性窗景环境对男性

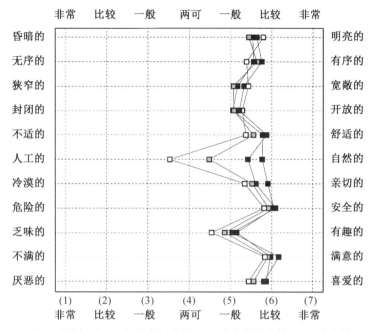

图 3-15 不同窗景自然度实验条件下患者的环境认知

生理压力恢复的增益效果更加明显（表 3-15、图 3-16）。男性的总体主观焦虑水平高于女性患者的。其中，在人工窗景与低自然性窗景环境下，尤其是在中、低自然窗景环境下，男性的自测焦虑水平显著高于女性患者（Sig<0.05）。

表 3-15 男性与女性患者的压力恢复水平（景观自然性实验）

	生理压力恢复指标		心理压力恢复指标		
	心率恢复率	皮肤导电性恢复率	焦虑水平	情绪效价	情绪唤醒水平
男性患者	0.628	0.718	10.590	5.319	5.164
女性患者	0.623	0.712	10.447	5.420	5.067

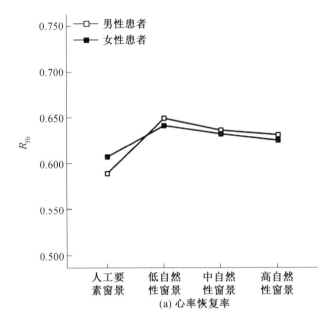

(a) 心率恢复率

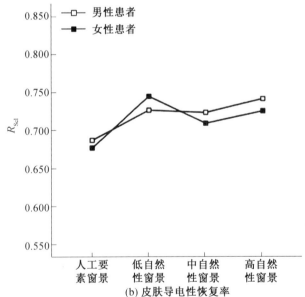

(b) 皮肤导电性恢复率

图 3-16　景观自然性实验中男性与女性患者压力恢复水平变化趋势

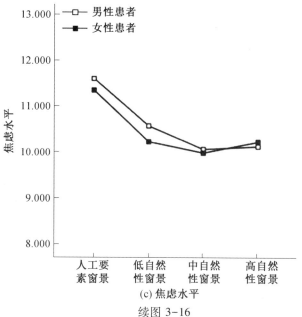

(c) 焦虑水平

续图 3-16

（2）年龄差异对患者压力恢复水平的影响。

在患者年龄差异的影响方面,实验结果表明,各年龄段患者在不同实验条件下的压力恢复变化趋势基本一致。若将患者年龄差异作为变量,与景观自然性同时进行多因素方差分析,结果显示,年龄差异因素对于患者心率恢复率 R_{Hr} 的主效应显著（$F=2.319$,$Sig=0.037$）,在无自然景观要素的室内环境中,老年（年龄>60岁）患者的心率恢复率显著低于其他年龄段患者（表3-16）。随着室内环境中景观自然性提高,老年患者的心率恢复率逐渐提高（图3-17）。在高自然性窗景的实验条件下,老年患者的心率恢复率与另外两个年龄段已无显著差异性。另外,实验结果还表明,年龄因素与景观自然要素对患者的各项生理与心理压力指标均没有显著的交互作用。

表 3-16　各年龄段患者的压力恢复水平（景观自然性实验）

	生理压力恢复指标		心理压力恢复指标		
	心率恢复率	皮肤导电性恢复率	焦虑水平	情绪效价	情绪唤醒水平
<45 岁患者	0.630	0.716	10.541	5.395	5.173
45~60 岁患者	0.638	0.717	10.500	5.372	5.115
>60 岁患者	0.616	0.713	10.492	5.330	5.071

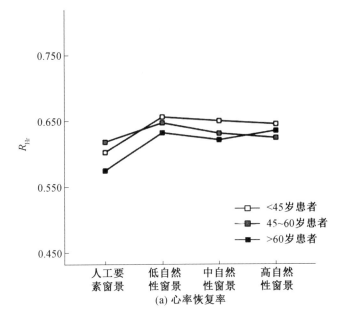

(a) 心率恢复率

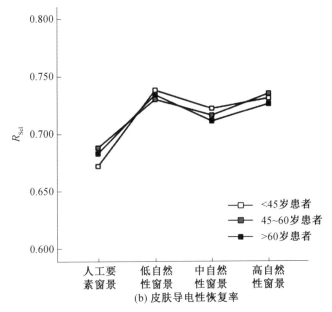

(b) 皮肤导电性恢复率

图 3-17　景观自然性实验中各年龄段患者压力恢复水平变化趋势

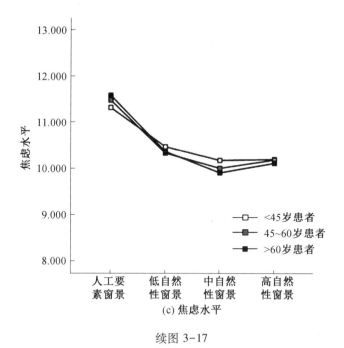

(c) 焦虑水平

续图 3-17

3.3.3 实验结果分析与讨论

(1) 自然景观要素的有限影响。

研究结果显示,景观自然性对患者压力恢复的影响主要表现在主观焦虑感(Sig = 0.004)、情绪效价(Sig = 0.072)及环境复愈性评估(Sig = 0.000)3 个方面,对患者生理压力指标的影响较小。这与研究预想结果相反,因为已经有大量的实证研究提出,自然景观环境能够显著缓解使用者的生理压力恢复水平,不同的实验场景可能造成了研究结论的差异。既有研究大多将公园、城市道路、小区绿地等室外场景作为实验条件,绿色景观对实验参与者的视觉刺激水平较高。而此次研究以建筑室内环境作为研究对象,绿色景观仅以窗景的形式呈现。参与者大部分注意力集中在室内环境,降低了绿色景观的压力恢复效果。值得注意的是,部分以窗景作为研究对象的实验也得出与此次实验类似的结论。例如,Pati 等人的研究发现,与窗外的景观构成(view content)的自然要素比例相比,有无窗户更能解释值班护士的急性压力水平。

为了进一步验证自然景观要素的压力恢复效果,研究对低自然性窗景、中自然性窗景、高自然性窗景实验条件下,患者的生理压力恢复水平进行整合,并将整合后的数据命名为自然景观组。然后,将其与人工景观组进行配对样本 T

检验。分析结果表明,在对数据进行重新归类后,患者皮肤导电性恢复率的差异达到显著性水平(Sig=0.023),而心率恢复率的差异达到边缘显著性水平(Sig=0.084)。结合3.3.1节的实验结果,说明环境中的自然要素有一定的"影响阈值",在人工环境中加入一定的自然要素能够有效缓解患者的压力反应,但继续增加自然要素所带来的增益效果有限。相关文献的实验结果也可以印证这一观点,例如,Jiang等人的研究发现,当树冠覆盖率介于24%~34%时,最有利于使用者的压力恢复(皮质醇与皮肤导电性达到最低值)。彭慧蕴的研究发现,社区公园的绿视率为25%时,使用者的视觉舒适度最高。

造成自然景观要素的"影响阈值"的原因,一方面,可能是高绿视率对患者视线的遮挡,另一方面,根据Kaplan提出的景观环境偏好矩阵(preference matrix),人们对环境的偏好来自易读性与探索性的平衡,人们普遍渴望一个既容易让人理解,同时又具有一定复杂性的环境,如图3-18所示。此次研究也表明,在对环境复愈性的调查中,随着景观自然性提高,患者对"远离"与"兼容"维度的评分显著升高,而"延展"维度评分变化不大。这说明,相对人工痕迹明显的景观,比包含自然要素的景观更容易被患者接受与理解,但纯自然景观可能又会过于简单而导致缺乏吸引力。Wang等人的研究就发现,相较于空无一人的草坪,有人活动的草坪的压力恢复效果更好。

	易读性(understanding)	探索性(exploration)
当前的(immediate) 环境知觉秩序	一致性(coherence) 有秩序的环境特征	复杂性(complexity) 有丰富知觉要素的环境特征
推测的(inferred) 预感可能会体验的环境	易读性(legibility) 有重点、有方向感的环境特征	神秘性(mystery) 有新奇要素的环境特征

图3-18　景观环境偏好矩阵(preference matrix)

(2)自然景观要素的影响机制。

此次研究结论一定程度上验证了威尔逊的亲生物假说,该假说认为人类对自然或类自然要素具有某种天然亲近性,在自然环境中,个体能够获得一系列积极的生理与心理反馈,包括缓解心理压力、减少负面情绪、提高健康效益及增进社会交往等。亲生物假说将人类对自然特征环境的偏好与积极反馈归结为人类在进化过程中获得的有益性状。在农业与城市文明诞生之前,树木、水体等自然要素为早期人类的生存提供了繁衍生息的场所,接近这些自然要素能够获得更高的生存概率。因此,经过长时间的自然选择与进化,人类保留了对自然环境要素的偏好。大量环境心理学家也都采用类似的进化论与自然选择视角来解释自然环境要素对使用者的身心健康的积极影响。例如,Ulrich就曾提出,压力恢复对人类的早期生存至关重要,在自然环境下快速恢复的反馈机制更加适应自然选择。因此,在漫长的进化过程中,人类得以将这一部分环境反馈机制保留下来。

但是,研究同时还发现患者对自然景观要素的反馈存在一定的个体差异性,例如,高自然性窗景要素对男性患者的压力恢复的增益效果更强,而人工要素窗景更加不利于老年患者的压力恢复。这表明个体在自然环境要素中产生的积极生理与心理反馈可能并不属于严格意义上的先天性生物学特性,而是一种"先天特征"与"后天习得"的综合结果。自然环境的影响效果不断被个人经验及文化适应改变,并在实际使用中受具体使用目标调节。因此,在自然要素对患者的影响机制方面,不能仅仅通过亲生物假说来进行解释。

近年来,大量研究者开始从环境要素的视觉特征层面,进一步探索自然环境要素对患者的影响机制。例如,Taylor 的研究发现,自然要素的分形几何构成方式有助于缓解个体的心理压力。Joye 等人提出自然环境的复愈性来自加工流畅性(processing fluency)。也有研究从环境认知角度提出使用者对自然环境的接受程度及个人偏好,在一定程度上决定了自然环境的压力恢复效果。Seresinhe 等人的研究发现,相比于环境绿视率,环境的风景度(scenicness)对使用者健康水平的解释能力更强。

综上所述,室内环境中的自然景观要素能够显著提高患者的心理压力恢复水平,一定程度上提高患者的生理压力恢复性。但是自然要素对使用者的影响机制十分复杂,受自然要素本身的秩序性、人类的亲生物性及个人偏好等因素共同制约。

3.4 照明环境对患者压力恢复性的影响

3.4.1 环境照度的影响

(1)环境照度对患者生理指标的影响。

在心率变化率 R_{Hr} 方面,方差分析结果表明,不同实验条件下的患者其 R_{Hr} 具有显著差异性($F = 3.289$,Sig $= 0.026$)。其中,成对比较结果(表 3-17)显示,在 500 lx 照度环境下,患者的 R_{Hr} 显著高于 50 lx(Sig $= 0.031$)与 200 lx(Sig $= 0.009$)照度环境下患者的生理压力恢复水平。

而在患者皮肤导电性方面,随着室内环境照度升高,患者的皮肤导电性恢复率 R_{Scl} 呈现明显的线性下降趋势。尽管方差分析结果显示,照度对患者皮肤导电性恢复率的总体影响不显著($F = 1.413$,Sig $= 0.246$),但成对比较结果表明,在最低照度(50 lx)与最高照度(500 lx)实验条件下,患者的 R_{Scl} 存在显著差异性(Sig=0.048),而患者在较低照度(100 lx)与高照度环境下的皮肤导电性恢复率 R_{Scl} 的差异性达到了边缘显著水平(Sig=0.096)。

综上所述,在中间偏低照度(100 lx)室内环境下,患者的生理压力恢复水平较高,高照度(500 lx)环境最不利于患者的生理压力恢复。而在 250 lx 照度下,患者的生理压力恢复水平介于 100~500 lx,并与两者并不存在显著差异性(Sig>0.05)。

表 3-17　患者生理压力恢复水平的成对比较(环境照度实验)

	心率恢复率 R_{Hr}			皮肤导电性恢复率 R_{Scl}		
	平均差	标准误	显著性	平均差	标准误	显著性
50~100 lx	−0.023	0.039	0.560	0.005	0.049	0.920
50~250 lx	0.055	0.032	0.106	0.036	0.052	0.483
50~500 lx	0.078	0.034	0.031	0.086	0.046	0.048
100~250 lx	0.073	0.041	0.075	0.031	0.054	0.568
100~500 lx	0.101	0.035	0.009	0.081	0.047	0.096
250~500 lx	0.023	0.036	0.533	0.050	0.036	0.176

(2)环境照度对患者心理指标的影响。

单因素方差分析结果(表 3-18)显示,在不同环境照度下,患者焦虑水平的均值差异性显著($F=5.497$,Sig=0.006),患者在低照度环境中产生更多的焦虑情绪。成对比较分析结果显示,在 50 lx 照度环境下,患者的主观焦虑水平显著高于其他 3 种实验条件(Sig<0.05)。而患者在 250 lx 照度下的焦虑水平最低,且与患者在 100 lx 照度环境下的焦虑水平的差异达到边缘显著性水平。

在患者情绪维度方面,调查结果显示,室内环境照度能够显著影响患者的情绪效价($F=3.768$,Sig=0.014)及情绪唤醒水平($F=2.946$,Sig=0.039)。按照患者情绪效价从高到低排列:250 lx(5.562)>100 lx(5.434)>500 lx(5.208)>50 lx(4.771)。其中,在低照度(50 lx)环境下,患者产生更多的负面情绪(Sig<0.05),而在其他 3 个实验条件下,患者情绪效价并未达到显著差异性水平。同时,患者在 500 lx 照度环境下的主观情绪唤醒水平最高,且显著高于 100 lx 照度下的实验结果。若将患者的情绪效价与唤醒值投射到同一坐标轴上,则能够发现,患者在不同照度环境下产生的情绪维度存在较大差别,在 50 lx 照度环境中,患者倾向于产生"消极—中性"维度的情绪,而患者在 100 lx 照度环境下的情绪则逐渐趋向于"积极—平静"。随着环境照度进一步增加,在 250 lx 照度环境下,患者产生的情绪偏向于"积极—兴奋"维度,但当环境照度达到 500 lx 时,患者的情绪再次趋向"消极—兴奋"(图 3-19)。

表 3-18　患者心理压力恢复水平的成对比较（环境照度实验）

	焦虑水平		情绪效价		情绪唤醒水平	
	平均差	显著性	平均差	显著性	平均差	显著性
50~100 lx	1.375	0.011	−0.667	0.040	0.208	0.455
50~250 lx	2.292	0.000	−0.792	0.007	−0.375	0.056
50~500 lx	2.083	0.003	−0.438	0.048	0.500	0.105
100~250 lx	0.917	0.078	−0.125	0.556	−0.583	0.072
100~500 lx	0.708	0.283	0.229	0.435	−0.708	0.016
250~500 lx	−0.208	0.580	0.354	0.125	−0.125	0.643

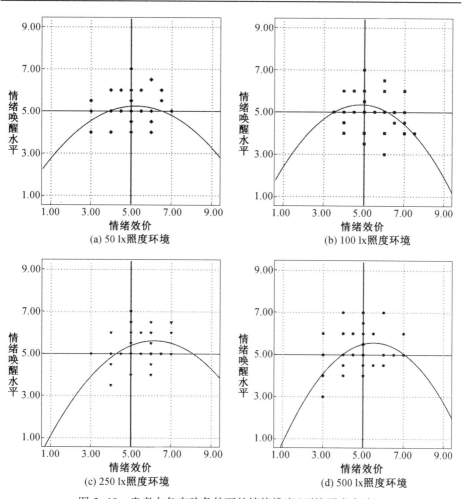

图 3-19　患者在各实验条件下的情绪维度（环境照度实验）

(3)环境照度对患者环境评价的影响。

按照患者对所在环境复愈性的评价从高到低排列,250 lx 环境照度(32.392)>100 lx 环境照度(31.714)>500 lx 环境照度(31.643)>50 lx 环境照度(30.679)。单因素重复测量方差分析结果显示,环境照度对于环境复愈性的影响不显著($F = 1.656$,Sig $= 0.183$),且在 4 种环境照度条件下,患者对所在环境复愈性的评分也没有显著差异性。

此次研究还发现,室内环境照度能够对患者的环境认知产生重要影响。随着环境照度提高,患者不仅对环境明亮感的评分逐渐提高,对于秩序感、尺度感、围合感评价的得分趋势也较为一致。患者倾向于认为照度较高的室内环境更加有序、宽敞与开放。

其中,室内照度对环境尺度感的影响水平更高。总体来说,患者倾向于使用"安全""有趣"等更加正面的语义来描述较高照度(250~500 lx)环境,对于这一范围照度环境的总体评价(满意度、偏好度)分数也更高。但在部分联想知觉的指标上,患者更加偏好中等照度(100~250 lx)环境,包括认为中等照度环境更加"舒适"与"亲切"(图 3-20)。

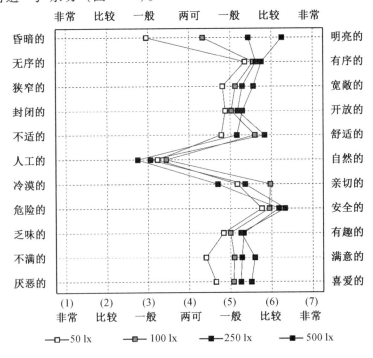

图 3-20　环境照度实验组患者的环境认知

3.4.2　环境色温的影响

(1)环境色温对患者生理指标的影响。

在 2 500 K、3 500 K、4 500 K、5 500 K 4 种色温环境下,患者的心率恢复率 R_{Hr} 分别为 0.637(SD = 0.131)、0.663(SD = 0.128)、0.653(SD = 0.103)、0.632(SD = 0.082);患者的皮肤导电性恢复率 R_{Scl} 分别为 0.728(SD = 0.119)、0.686(SD = 0.115)、0.708(SD = 0.121)、0.699(SD = 0.113)。实验结果显示,2 500 ~ 3 500 K的环境色温比较有利于患者的生理压力恢复,但单因素重复测量方差分析结果表明,室内环境色温对患者 R_{Hr} 及 R_{Scl} 的影响不显著,分别为 F = 0.398,Sig = 0.755 和 F = 0.742,Sig = 0.531。同时,成对比较分析也并未发现 4 种色温条件下,患者的生理压力恢复指标存在任何显著差异性(表 3-19)。

表 3-19　患者生理压力恢复水平的成对比较(环境色温实验)

	心率恢复率 R_{Hr}			皮肤导电性恢复率 R_{Scl}		
	平均差	标准误	显著性	平均差	标准误	显著性
2 500 ~ 3 500 K	−0.026	0.039	0.510	0.042	0.035	0.246
2 500 ~ 4 500 K	−0.016	0.032	0.636	0.020	0.031	0.518
2 500 ~ 5 500 K	0.005	0.034	0.881	0.039	0.030	0.204
3 500 ~ 4 500 K	0.010	0.041	0.757	−0.022	0.033	0.523
3 500 ~ 5 500 K	0.031	0.035	0.320	−0.003	0.047	0.915
4 500 ~ 5 500 K	0.021	0.036	0.421	0.018	0.030	0.552

(2)环境色温对患者心理指标的影响。

方差分析结果表明,室内环境色温对患者自测焦虑水平(F = 1.556,Sig = 0.230)、情绪效价(F = 2.070,Sig = 0.112)及情绪唤醒水平(F = 1.822,Sig = 0.125)的影响均不显著。成对比较分析结果(表 3-20)显示,相较于其他 3 种实验条件,患者在 5 500 K 色温环境下的焦虑水平与情绪唤醒水平较高,且产生更多的负面情绪。其中,在 3 500 K 与 5 500 K 色温环境下,患者情绪效价的差异性达到显著性水平(Sig = 0.013)。这表明高色温环境可能并不利于患者的心理压力恢复。情绪维度模型(图 3-21)显示,在中间色温(3 500 ~ 4 500 K)环境下,患者倾向于产生"积极—中性"的维度情绪,而当所处环境的色温进一步提高时,患者情绪维度逐渐趋向于"消极—兴奋"。

表 3-20　　患者心理压力恢复水平的成对比较（环境色温实验）

	焦虑水平		情绪效价水平		情绪唤醒水平	
	平均差	显著性	平均差	显著性	平均差	显著性
2 500~3 500 K	−0.417	0.187	−0.396	0.224	−0.208	0.452
2 500~4 500 K	−0.167	0.714	−0.167	0.618	−0.167	0.604
2 500~5 500 K	−0.833	0.118	0.375	0.315	−0.646	0.028
3 500~4 500 K	0.250	0.661	0.229	0.423	0.042	0.871
3 500~5 500 K	−0.417	0.470	0.771	0.013	−0.438	0.083
4 500~5 500 K	−0.667	0.065	0.524	0.112	−0.479	0.119

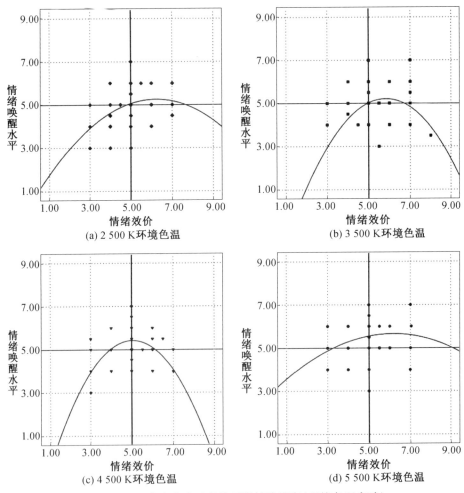

图 3-21　患者在各实验条件下的情绪维度（环境色温实验）

（3）环境色温对患者环境评价的影响。

实验结果显示,在中间色温（3 500～4 500 K）环境下,患者对所在环境的复愈性评分略高于低色温与高色温环境,但是方差分析结果显示,这一差异性未达到显著性水平（$F=1.250$,Sig＝0.298）。另外,不同色温条件下,患者对所在环境的认知评价差异性不大（图3-22）。其中,在环境感知（明暗感、秩序感、尺度感、围合感）的评价方面,偏高色温（4 500～5 500 K）环境得分更高。患者认为高色温环境更加"明亮""有序"。在联想知觉方面,患者则更倾向于使用"亲切"与"舒适"的语义来描述偏低色温（2 500～3 500 K）环境。

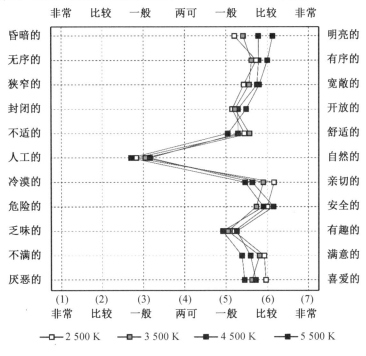

图 3-22　环境色温实验组患者的环境认知

3.4.3　患者个体差异的影响

（1）性别差异的影响。

在环境照度实验中,独立样本 T 检验结果显示,性别差异对患者皮肤导电性恢复率 R_{scl}（Sig＝0.081）及主观焦虑水平（Sig＝0.060）的主效应接近显著性水平。男性患者的总体生理压力恢复水平略高于女性患者的（表3-21）,在不同环境照度下,男性与女性患者的生理与心理压力恢复指标的变化趋势类似,但女性患者对环境照度变化的生理压力指标反馈更加敏感。随着环境照度逐渐

提高,女性的心率及皮肤导电性恢复率下降更快(图 3-23)。在中、低照度
(50~100 lx)环境下,男性的主观焦虑水平显著低于女性患者的,但随着环境照
度提高,男性与女性患者的主观焦虑水平的差异逐渐缩小。女性患者在高照度
(500 lx)环境中的主观焦虑水平已经略低于男性患者的,这表明较高的环境照
度更加有利于女性患者的心理压力恢复,但不利于其生理压力恢复。

表 3-21　　男性与女性患者的压力恢复水平(环境照度实验)

	生理压力恢复指标		心理压力恢复指标		
	心率恢复率	皮肤导电性恢复率	焦虑水平	情绪效价	情绪唤醒水平
男性患者	0.690	0.716	9.629	5.258	5.203
女性患者	0.689	0.702	9.910	5.229	5.214

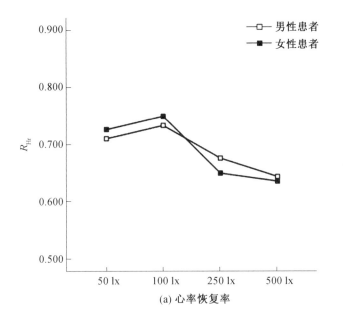

(a) 心率恢复率

图 3-23　环境照度实验中男性与女性患者压力恢复水平变化趋势

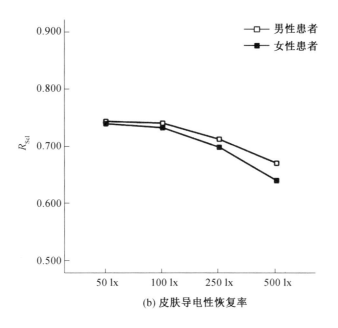

(b) 皮肤导电性恢复率

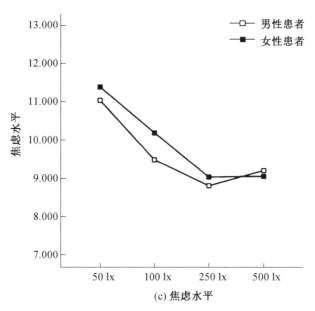

(c) 焦虑水平

续图 3-23

　　在环境色温实验中,男性与女性患者的总体生理与心理压力恢复水平无显著差异,但患者在不同色温范围内的压力恢复情况存在一定的性别差异性(表

3-22)。其中,在 4 500~5 500 K 的实验条件下,男性患者的心率与皮肤导电性恢复率高于女性患者的。这表明在高色温环境下,男性患者的生理压力恢复水平较高(图3-24),而在 2 500~3 500 K 的低色温环境下,女性患者的心率与皮肤导电性恢复率更高,自测主观焦虑水平最低,表明低色温环境有利于女性患者压力恢复。

表 3-22　男性与女性患者的压力恢复水平(环境色温实验)

	生理压力恢复指标		心理压力恢复指标		
	心率恢复率	皮肤导电性恢复率	焦虑水平	情绪效价	情绪唤醒水平
男性患者	0.648	0.710	9.730	5.377	5.001
女性患者	0.646	0.701	9.675	5.425	5.094

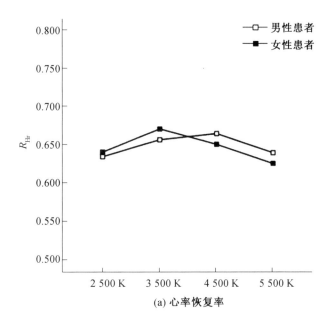

(a) 心率恢复率

图 3-24　环境色温实验中男性与女性患者压力恢复水平变化趋势

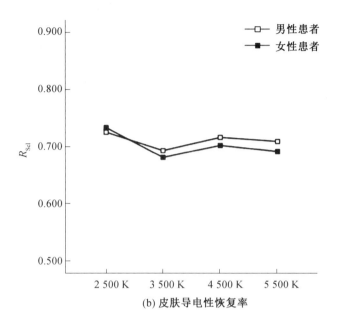

(b) 皮肤导电性恢复率

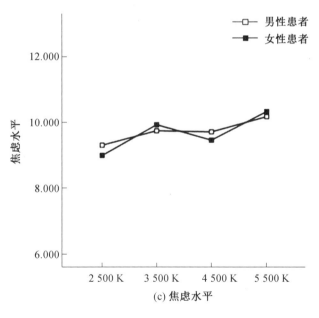

(c) 焦虑水平

续图 3-24

(2) 年龄差异的影响。

在环境照度实验中,方差分析结果显示,年龄差异因素对患者生理与心理压力恢复水平的主效应均不显著(Sig>0.05),但在不同照度条件下,各年龄段患者的压力恢复变化呈现出一定的规律性(表3-23)。在较低照度(50~100 lx)环境下,老年患者的心率恢复率比其他年龄段患者低2.56%~3.10%。随着环境照度提高,老年(>60岁)患者的主观焦虑水平逐渐下降,而青年(<45岁)患者的焦虑感先降后升,呈现出更加明显的倒U形(图3-25)。这表明低照度环境会对老年患者的压力恢复造成负面影响,而250 lx以上的环境照度则更不利于青年患者的压力恢复。

表3-23　　各年龄段患者的压力恢复水平(环境照度实验)

	生理压力恢复指标		心理压力恢复指标		
	心率恢复率	皮肤导电性恢复率	焦虑水平	情绪效价	情绪唤醒水平
<45岁患者	0.697	0.717	9.855	5.215	5.194
45~60岁患者	0.688	0.708	9.794	5.401	5.230
>60岁患者	0.683	0.703	9.664	5.115	5.202

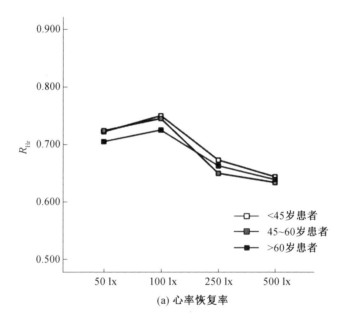

(a) 心率恢复率

图3-25　环境照度实验中各年龄段患者压力恢复水平变化趋势

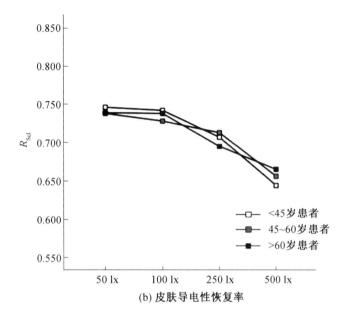

(b) 皮肤导电性恢复率

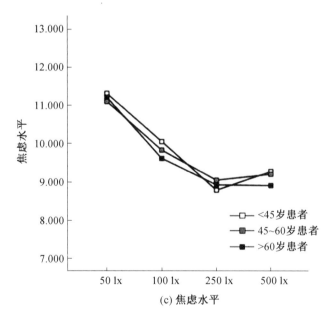

(c) 焦虑水平

续图 3-25

在环境色温实验中,在不同色温条件下,各个年龄段患者的压力恢复水平变化趋势比较一致(表3-24)。首先,在 2 500 K 的实验条件下,青年、中年及老年患者的皮肤导电性恢复率较高,同时主观焦虑水平最低;而在 3 500 K 实验条件下,3 个年龄段患者的心率恢复率均达到最高水平(图 3-26)。其次,相对于其他年龄段患者,青年(<45 岁)患者的心率与皮肤导电性恢复率较高,并且产生较少的焦虑感与负面情绪。最后,实验结果表明,过高或过低的色温条件不利于老年(>60 岁)患者压力恢复。与其他年龄段患者相比,在 2 500 K 色温环境下,老年患者的心率恢复率降低 3.27%。

表 3-24　各年龄段患者的压力恢复水平(环境色温实验)

	生理压力恢复指标		心理压力恢复指标		
	心率恢复率	皮肤导电性恢复率	焦虑水平	情绪效价	情绪唤醒水平
<45 岁患者	0.652	0.713	9.687	5.575	5.099
45~60 岁患者	0.644	0.701	9.826	5.211	4.982
>60 岁患者	0.642	0.703	9.775	5.417	5.062

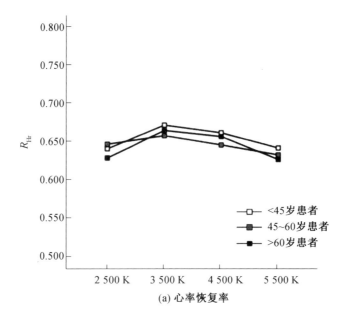

(a) 心率恢复率

图 3-26　环境色温中各年龄段患者压力恢复水平变化趋势

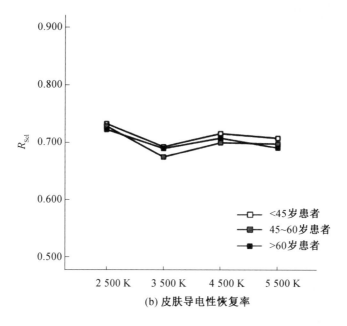

(b) 皮肤导电性恢复率

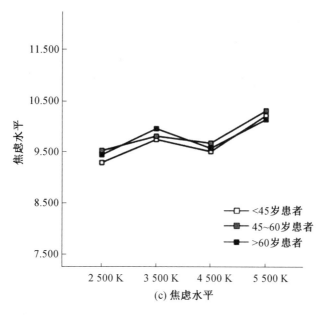

(c) 焦虑水平

续图 3-26

3.4.4　实验结果分析与讨论

(1)环境照度实验的结论。

总体而言,此次研究发现,室内环境照度能够对患者的压力恢复造成重要影响。在不同环境照度下,患者的心率恢复率(Sig=0.026)、自测焦虑水平(Sig=0.006)、情绪效价(Sig=0.014)与情绪唤醒(Sig=0.039)水平均存在显著差异性。研究结果发现,环境照度对患者生理与心理压力恢复指标的影响呈现不同趋势。环境照度与患者的生理指标呈现一定的线性关系,随着环境照度提高,患者的心率与皮肤导电性恢复率均有所下降。但是,这并不表示室内环境照度越低,患者的压力恢复效果越好。此次研究发现,与中间照度(100~250 lx)相比,在低照度(50 lx)环境下,患者的焦虑水平高8.92%,积极情绪减少13.25%,由此可见低照度环境虽然有利于降低患者的交感神经活跃水平,但也会带来负面情绪,不利于患者的心理压力恢复。因此,总体来说,室内环境照度与患者的综合压力恢复水平呈倒 U 形的关系,过高或过低的照度均不利于患者压力恢复。

目前的研究结果普遍认同环境照度对使用者的主观感受影响存在上限。也就是说,当环境照度超过一定范围之后,使用者对所在环境趋于负面评价。但此次研究中发现的影响阈值要低于部分既有的相关研究结论,这可能是由医院建筑及患者群体的特殊性造成的。在以办公室、教室或工厂作为实验场景的研究中,实验参与者通常需要在以上空间中完成精细操作或脑力任务。在这种情况下,高照度环境通常有助于降低使用者工作时的职业困倦感,提高警觉性、注意力和认知水平,并通过提高使用者的工作与学习效率,间接提升参与者的积极情绪水平。而在医院环境中,患者并没有明显的工作任务,导致患者虽然在高照度环境中,警觉性与认识水平有所提高,但是并不会因为工作绩效的提高而增加其积极情绪。相反,高照度会让视觉神经承担更多负担,引起视觉疲劳和负面情绪。在既有研究中,针对患者展开的研究一般都获得了与此次研究类似的结论。例如,徐俊丽等人的研究发现,在 200 lx 时,患者对环境的满意度最高,当照度达到 400 lx 时,患者的环境满意度反而下降。而 Miwa 等人的研究也发现,较低照度(150 lx)能够显著减少患者就诊期间的紧张感。

(2)环境色温实验的结论。

总体来说,环境色温对患者生理压力恢复的影响效果十分有限,实验结果表明室内环境色温对患者心率恢复率(Sig=0.755)和皮肤导电性恢复率(Sig=0.531)的影响均未达到显著性水平。环境色温对患者心理压力恢复指标的影响稍高,此次研究发现,在 2 500~3 500 K 的偏低色温环境下,患者的综合压力恢复水平较高,这一结果印证了部分相关文献的研究结论,例如,既有实验发现,在 3 000 K 色温环境下,CICU 中的患者的满意度与情绪感知评分达到最高值。Izso 的研究则表明,在 2 700 K 的低色温环境下,使用者的主观情绪更加放松。Seuntiens 等人也曾提出 2 700 K 的光环境能够促使个体产生积极情绪。在低色温环境下,偏于暖色的光源能够创造相对柔和、舒适的环境氛围,弱化患者对传统医院形成的冰冷、单调的刻板印象,并减少患者由此产生的负面联想。实验还发现,高色温(5 500 K)环境可能会对患者的心理压力恢复造成不利影响。与 2 500~4 500 K 实验条件相比,在高色温环境下,患者的总体焦虑水平上升6.23%,产生的积极情绪水平降低 10.67%,且对环境的认知趋向于单调与冷漠。

　　另外,此次研究还表明,不同照度与色温条件下,患者的个体差异能够对环境造成的压力恢复效应产生一定影响。在性别差异方面,男性与女性患者均在中间照度、中低色温环境下综合压力恢复水平较高。但在相同的照度条件下,男性患者的总体压力恢复水平略高于女性的,这一结果与 Chamilothori 等人的研究结果类似。实验结果还表明,中低色温环境更有利于女性患者产生“积极—平静”维度的情绪状态,这一结论验证了 McCloughan 与 Mlinek 等人提出的女性室内照度偏好的研究结果。

　　研究还发现年龄差异对患者压力恢复的主效应不显著,但不同年龄段患者对照明环境的反馈模式存在一定差异。相比中年与青年患者群体,老年患者在中间色温、中高照度室内环境中的综合压力恢复水平更高。这可能由于不同年龄段患者对环境照度刺激的感知程度不同。老年患者的光感能力偏低,因此对光照刺激的阈值水平较高。此次研究的结论还验证了既有研究中关于老年人环境照度偏好的结论。

3.5　室内噪声对患者压力恢复性的影响

3.5.1　声源类型的影响

(1)声源类型对患者生理指标的影响。

　　实验结果表明,在背景声、机械声、人为声、音乐声环境下,患者皮肤导电性恢复率 R_{Scl} 分别为 0.680(SD = 0.091)、0.663(SD = 0.078)、0.652(SD = 0.091)、0.725(SD = 0.143)。方差分析显示,不同的室内环境声源类型下,患者 R_{Scl} 有显著差异性($F = 3.367$,Sig = 0.022)。表 3-25 显示,在音乐声环境下,患者的 R_{Scl} 指标显著优于人为声(Sig = 0.030)及机械声(Sig = 0.028),表明音乐声是造成患者 R_{Scl} 差异性的主要原因。而在其他 3 种实验条件下,患者 R_{Scl} 无显著差异性。

在患者心率恢复率 R_{Hr} 方面,单因素重复测量方差分析结果显示,室内声源类型对患者 R_{Hr} 的影响不显著($F = 1.350$, $Sig = 0.263$)。与对照组(背景声)相比,患者在机械声、人为声、音乐声环境下的 R_{Hr} 无显著差异性。

表 3-25　患者生理压力恢复水平的成对比较(声源类型实验)

	心率恢复率 R_{Hr}			皮肤导电性恢复率 R_{Scl}		
	平均差	标准误	显著性	平均差	标准误	显著性
背景声—机械声	0.016	0.023	0.478	0.017	0.020	0.402
背景声—人为声	0.025	0.022	0.274	0.027	0.023	0.238
背景声—音乐声	−0.023	0.028	0.423	−0.045	0.024	0.073
机械声—人为声	0.008	0.022	0.700	0.011	0.020	0.588
机械声—音乐声	−0.039	0.029	0.189	−0.061	0.027	0.028
人为声—音乐声	−0.048	0.028	0.099	−0.072	0.032	0.030

(2)声源类型对患者心理指标的影响。

在背景声、机械声、人为声及音乐声环境中,患者的主观焦虑水平分别为 9.375($SD = 1.809$)、9.125($SD = 1.561$)、10.343($SD = 1.537$)、7.813($SD = 2.177$)。方差分析显示,在不同声源类型的室内环境中,患者的主观焦虑水平存在显著的差异性($F = 10.948$, $Sig = 0.000$)。其中,在音乐声的实验条件下,患者的主观焦虑水平显著低于其他 3 种噪声环境。成对比较结果(表 3-26)表明,患者在人为声环境下产生的焦虑感显著高于背景声($Sig = 0.027$)及机械声($Sig = 0.009$),说明人为噪声是最不利于患者心理压力恢复的声源类型。

实验结果(图 3-27)显示,患者在各种声源类型下,产生的情绪效价与唤醒水平分别为背景声(5.094、5.172)、机械声(4.766、5.359)、人为声(4.563、5.563)、音乐声(5.876、5.406)。在音乐声环境下,患者情绪趋向于"积极—兴奋"维度,而机械声与人为声环境下,情绪趋向于"消极—兴奋"。按照情绪效价从高到低排列,音乐声>背景声>机械声>人为声,方差分析显示,室内声源类型对患者情绪效价的影响显著($F = 7.097$, $Sig = 0.001$)。同时,各种声源类型下,患者的情绪唤醒水平并无显著差异性($F = 1.084$, $Sig = 0.360$)。

表 3-26　患者心理压力恢复水平的成对比较(声源类型实验)

	焦虑水平		情绪效价		情绪唤醒水平	
	平均差	显著性	平均差	显著性	平均差	显著性
背景声—机械声	0.250	0.530	0.328	0.205	−0.188	0.433
背景声—人为声	−0.969	0.027	0.531	0.039	−0.391	0.059

续表3-26

	焦虑水平		情绪效价		情绪唤醒水平	
	平均差	显著性	平均差	显著性	平均差	显著性
背景声—音乐声	1.563	0.005	−0.781	0.003	−0.234	0.346
机械声—人为声	−1.219	0.009	0.203	0.428	−0.203	0.263
机械声—音乐声	1.313	0.004	−1.109	0.001	−0.047	0.849
人为声—音乐声	2.531	0.000	−1.313	0.000	0.156	0.432

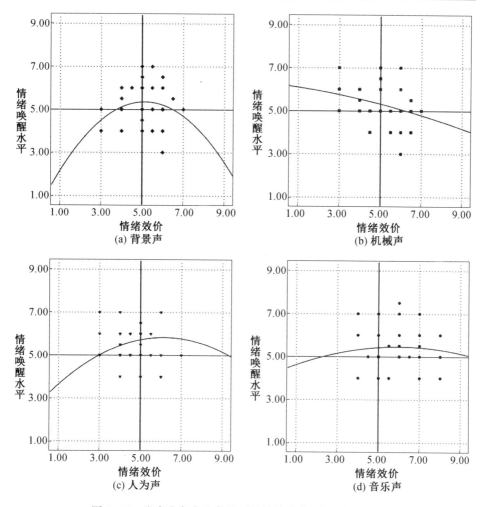

图 3-27　患者在各实验条件下的情绪维度(声源类型实验)

(3)声源类型对环境评价的影响。

在声源类型对环境复愈性的影响方面,方差分析显示,患者对各声源类型的复愈性评分具有显著差异性($F = 67.126$, Sig = 0.000)。按照环境复愈性评分,音乐声($M = 38.781$)>人为声($M = 31.656$)>背景声($M = 30.688$)>机械声($M = 29.094$),音乐声的复愈性评分显著高于其他3种声源类型,而在这3种噪声类型中,人为声的复愈性评分相对较高,且显著高于机械声(MD = 2.562, Sig = 0.004)。尤其是在环境"延展"维度的评分方面,人为声的评分高于背景声与机械声的。

调查结果显示,室内声源类型能够影响患者对所在环境的认知。总体而言,患者对音乐声环境的评价更积极。在音乐声环境下,患者倾向于使用"有序"与"舒适"来描述环境感知与联想知觉,并且环境评价优于其他3种实验条件。另外,声源类型不仅能够影响患者的联想知觉与环境评价,还能够对一些视觉感知产生一定影响。例如,在机械声下,患者认为所在环境更加"封闭",而在人为声下,患者更倾向于使用"狭窄的"来形容所在空间尺度感(图3-28)。

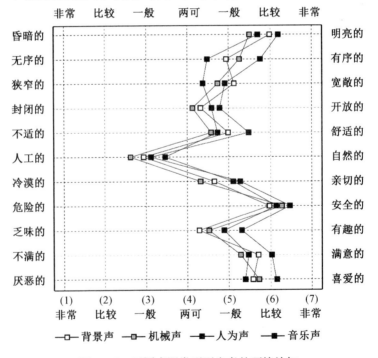

图3-28　不同声源类型下患者的环境认知

3.5.2　声压级的影响

(1)声压级对患者生理指标的影响。

实验结果显示,在 40 dB、50 dB、60 dB、70 dB 声压级环境中,患者心率恢复率 R_{Hr} 分别为 0.684(SD=0.101)、0.660(SD=0.113)、0.649(SD=0.081)、0.619(SD=0.120)。总体上,随着室内环境声压级的增加,患者的心率恢复水平逐渐降低。但方差分析结果表明,各室内声压级水平下患者的 R_{Hr} 没有显著差异性(F=2.093,Sig=0.106),表明声压级对 R_{Hr} 及 R_{Scl} 的影响力有限。此外,声压级对患者皮肤导电性恢复率 R_{Scl} 的影响仅达到边缘显著性水平(F=2.408,Sig=0.086)。实验结果显示,患者在 50 dB 声压级环境下的 R_{Scl} 水平较高(M=0.685,SD=0.076),且显著高于高声压级实验条件下的 R_{Scl}(Sig=0.012)。而在中、低声压级(40~50 dB)环境下,患者的生理压力恢复水平相对较高(表3-27)。

表 3-27　患者生理压力恢复水平的成对比较(声压级实验)

	心率恢复率 R_{Hr}			皮肤导电性恢复率 R_{Scl}		
	平均差	标准误	显著性	平均差	标准误	显著性
40~50 dB 声压级	0.024	0.025	0.353	−0.006	0.028	0.842
40~60 dB 声压级	0.034	0.023	0.147	0.022	0.026	0.403
40~70 dB 声压级	0.065	0.026	0.017	0.031	0.027	0.252
50~60 dB 声压级	0.011	0.027	0.695	0.028	0.020	0.184
50~70 dB 声压级	0.041	0.030	0.147	0.037	0.014	0.012
60~70 dB 声压级	0.030	0.026	0.246	0.009	0.018	0.621

(2)声压级对患者心理指标的影响。

在心理指标方面,方差分析结果显示,室内声压级并没有对患者主观焦虑水平造成显著影响(F=0.911,Sig=0.439);同时,在 40 dB、50 dB、60 dB、70 dB 声压级的室内环境中,患者产生的情绪效价分别为 5.132(SD=0.890)、5.191(SD=0.954)、4.882(SD=0.896)、4.764(SD=0.947),情绪唤醒水平为 5.029(SD=0.995)、5.235(SD=1.046)、5.426(SD=0.789)、5.720(SD=1.060)(表3-28)。环境声压级对情绪效价影响不显著(F=1.794,Sig=0.153),而对情绪唤醒水平影响显著(F=2.957,Sig=0.036)。如图 3-29 所示,在 70 dB 声压级环境中,患者产生的情绪趋向于"消极—兴奋"维度,而在低声压级(40~50 dB)环境中,患者情绪趋向于"中性—平静"维度。其中,50 dB 与 70 dB 声压级下,患者的情绪效价与情绪唤醒水平的差异均达到边缘显著性水平。

表 3-28　　患者心理压力恢复水平的成对比较(声压级实验)

	焦虑水平		情绪效价		情绪唤醒水平	
	平均差	显著性	平均差	显著性	平均差	显著性
40~50 dB 声压级	0.294	0.469	−0.059	0.807	−0.206	0.414
40~60 dB 声压级	−0.235	0.513	0.250	0.241	−0.397	0.125
40~70 dB 声压级	−0.353	0.429	0.368	0.131	−0.691	0.011
50~60 dB 声压级	−0.529	0.269	0.309	0.116	−0.191	0.423
50~70 dB 声压级	−0.647	0.171	0.426	0.058	−0.485	0.091
60~70 dB 声压级	−0.118	0.769	0.118	0.547	−0.294	0.149

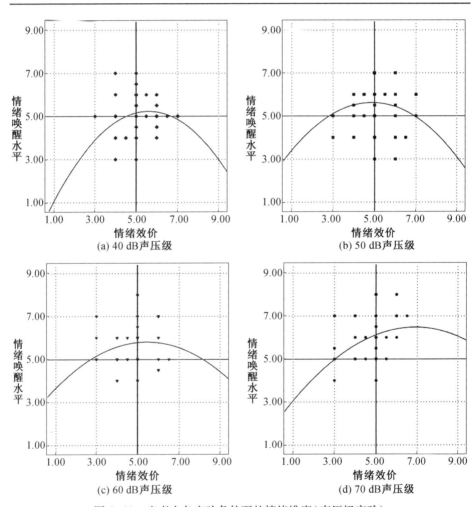

图 3-29　患者在各实验条件下的情绪维度(声压级实验)

(3)声压级对环境评价的影响。

在环境复愈性评价方面,方差分析结果表明室内环境声压级的影响有限($F=1.616,\text{Sig}=0.190$):在 50 dB 声压级环境下,患者对所在环境复愈性的评分最高($M=30.853,\text{SD}=2.032$),但与 40 dB 及 60 dB 声压级环境下的环境复愈性评分并未有显著差异性,而与高声压级(70 dB)环境下的环境复愈性评分的差异性达到边缘显著性水平($\text{Sig}=0.074$)。

在环境认知评价方面,调查结果显示,在不同声压级的室内环境下,患者的舒适感与安全感存在较大差异。随着室内声压级升高,环境舒适感与安全感评分逐渐降低。在 70 dB 声压级的室内环境中,患者对舒适感的评价趋向于负面,更倾向于使用"不适"的语义来描述所在环境。另外,在 70 dB 声压级环境下,患者的满意度与偏好度也明显下降,而患者对 40~50 dB 声压级环境的满意度与偏好度的差异性较低(图 3-30)。

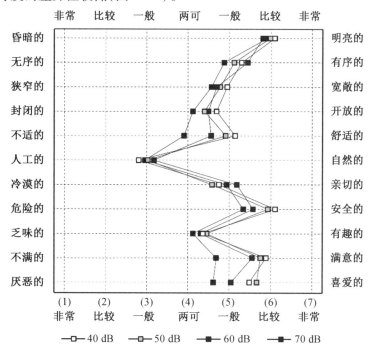

图 3-30　不同声压级环境下患者的环境认知

3.5.3　患者个体差异的影响

（1）性别差异的影响。

在室内声源类型的实验中，独立样本 T 检验结果表明，男性与女性患者的心率恢复率（Sig = 0.590）、皮肤导电性恢复率（Sig = 0.612）、焦虑水平（Sig = 0.807）、情绪效价（Sig = 0.873）及情绪唤醒水平（Sig = 0.452）均没有显著差异性，说明患者的性别差异对压力恢复效果的影响有限（表 3-29）。如果对不同室内声源环境下，男性与女性患者的压力恢复水平进一步细分，则能够发现男性患者对人为噪声的耐受能力相对较高。在人为噪声环境下，相较于女性患者，男性患者的心率恢复率提高 2.82%，皮肤导电性恢复率提高 5.37%，并减少 4.49% 的焦虑感。而在背景声环境下，女性患者的整体压力恢复水平更高。声源类型实验中男性与女性患者压力恢复水平变化趋势如图 3-31 所示。

表 3-29　男性与女性患者的压力恢复水平（声源类型实验）

	生理压力恢复指标		心理压力恢复指标		
	心率恢复率	皮肤导电性恢复率	焦虑水平	情绪效价	情绪唤醒
男性患者	0.646	0.685	9.155	4.985	5.256
女性患者	0.651	0.675	9.173	5.165	5.504

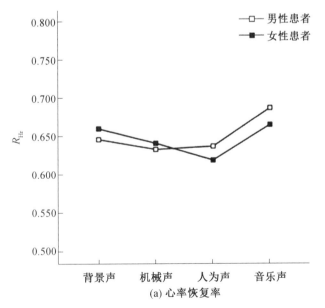

图 3-31　声源类型实验中男性与女性患者压力恢复水平变化趋势

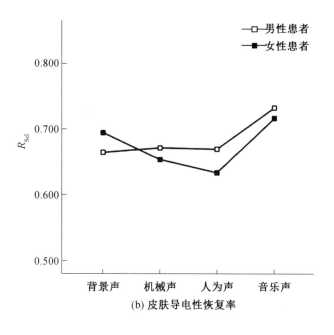

(b) 皮肤导电性恢复率

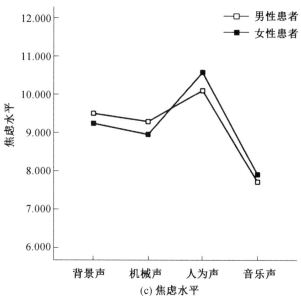

(c) 焦虑水平

续图 3-31

　独立样本 T 检验结果显示,在声压级实验中,男性与女性患者的各项生理与心理压力恢复指标无显著差异(Sig>0.05),但在主观焦虑感方面,男性与女性的总体反馈差异性达到边缘显著水平（Sig=0.072）（表3-30）。同时，随着室内声压级增加，相较男性患者，女性患者生理压力指标的变化相对明显，且更容易受到高声压级噪声的负面影响（图3-32）。在70 dB声压级环境下，女性患者的心率恢复率与皮肤导电性恢复率比男性患者的分别低5.04%与5.51%，但其差异性未达到显著性水平（Sig>0.05）。

表3-30 男性与女性患者的压力恢复水平（声压级实验）

	生理压力恢复指标		心理压力恢复指标		
	心率恢复率	皮肤导电性恢复率	焦虑水平	情绪效价	情绪唤醒水平
男性患者	0.656	0.674	9.612	5.109	5.297
女性患者	0.650	0.661	9.887	4.875	5.408

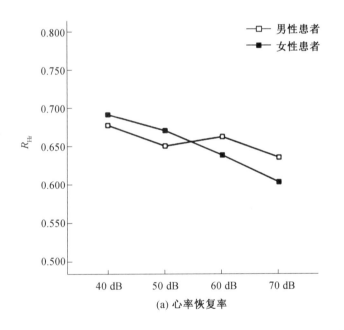

(a) 心率恢复率

图3-32 声压级实验中男性与女性患者压力恢复水平变化趋势

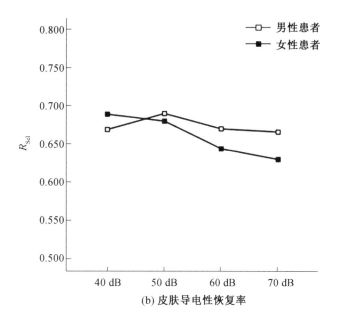

(b) 皮肤导电性恢复率

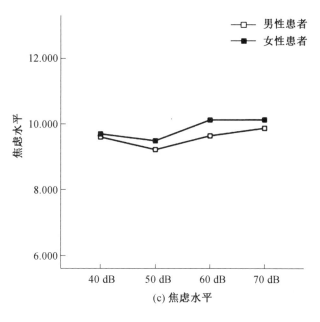

(c) 焦虑水平

续图 3-32

(2)年龄差异的影响。

在声源类型实验中,方差分析结果显示,各年龄段患者的心率恢复率(Sig=

0.452)与皮肤导电性恢复率(Sig=0.218)并无显著差异性。但在不同声源类型环境中,各年龄段患者的生理压力恢复情况存在一定区别(表3-31)。其中,老年(>60岁)患者在不同声源类型下的压力恢复水平比较稳定,背景声、机械声、人为声环境下,老年患者生理压力恢复水平并无显著差异性。相反,青年(<45岁)患者对环境声源类型的反馈更加敏感,音乐声环境能够对这一年龄段患者产生更好的生理压力恢复效果。另外,在各声源类型环境下,老年患者的总体焦虑水平略低,与其他年龄段的患者相比,老年患者对人为噪声的接受度更高。青年患者的综合心理压力恢复水平相对较低,包括产生更多的焦虑感,且情绪更加趋向于"消极—唤醒"维度。声源类型实验中各年龄段患者压力恢复水平变化趋势如图3-33所示。

表3-31　各年龄段患者的压力恢复水平(声源类型实验)

	生理压力恢复指标		心理压力恢复指标		
	心率恢复率	皮肤导电性恢复率	焦虑水平	情绪效价	情绪唤醒水平
<45岁患者	0.656	0.688	9.265	4.939	5.385
45~60岁患者	0.646	0.683	9.210	5.156	5.241
>60岁患者	0.643	0.665	9.050	5.127	5.500

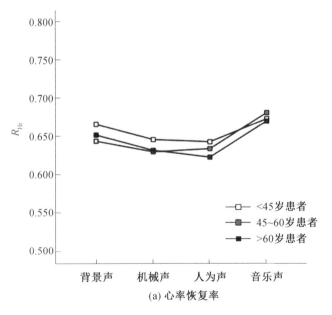

(a) 心率恢复率

图3-33　声源类型实验中各年龄段患者压力恢复水平变化趋势

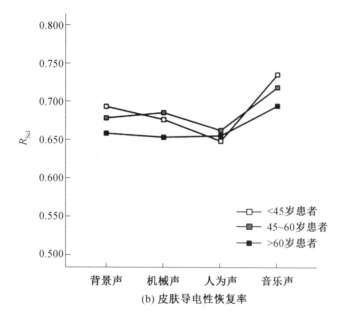

(b) 皮肤导电性恢复率

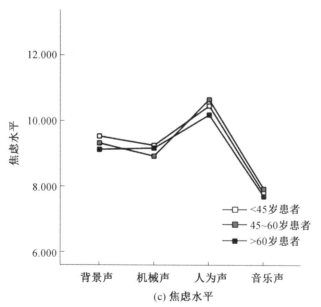

(c) 焦虑水平

续图 3-33

　　在声压级实验中,方差分析结果显示,各年龄段患者的心率恢复率(Sig = 0.491)与皮肤导电性恢复率(Sig = 0.204)并无显著差异性(表 3-32)。随着室内声压级升高,各个年龄段患者生理压力恢复指标的变化趋势比较一致。而在心理压力恢复性方面,年龄因素能够对患者的焦虑水平产生一定影响(Sig=0.082)。如图3-34所示,在不同声压级条件下,45~60岁患者的总体焦虑水平最低,而老年患者对高声压级噪声的耐受能力较低。随着环境声压级逐渐提高,高龄患者的主观焦虑水平迅速提高,而45~60岁年龄段患者的焦虑水平上升幅度相对平缓。在高声压级环境下,老年患者与中年患者的主观焦虑水平存在显著差异性(Sig=0.012)。随着声压级增加,各年龄段患者产生的情绪均趋向于"消极—唤醒"维度。其中,青年患者产生更多的积极情绪,但方差分析显示,这一差异性并未达到显著性水平。

表3-32　各年龄段患者的压力恢复水平(声压级实验)

	生理压力恢复指标		心理压力恢复指标		
	心率恢复率	皮肤导电性恢复率	焦虑水平	情绪效价	情绪唤醒水平
<45岁患者	0.655	0.669	9.925	5.073	5.395
45~60岁患者	0.653	0.671	9.552	4.976	5.213
>60岁患者	0.651	0.662	10.021	4.925	5.419

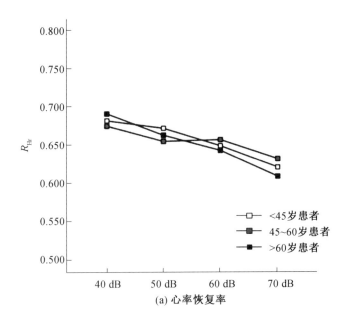

(a) 心率恢复率

图3-34　声压级实验中各年龄段患者压力恢复水平变化趋势

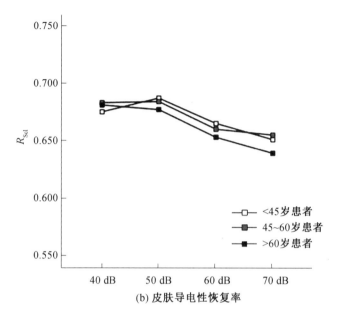

(b) 皮肤导电性恢复率

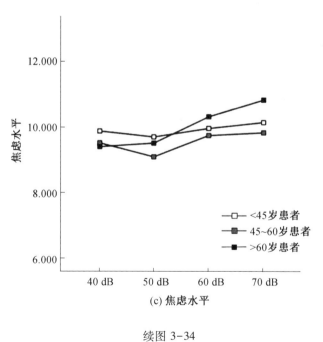

(c) 焦虑水平

续图 3-34

3.5.4　实验结果分析与讨论

(1)声源类型实验的结论。

首先,此次研究发现,不同室内声源类型下,患者的皮肤导电性恢复率(Sig=0.022)、主观焦虑水平(Sig=0.000)、情绪效价(Sig=0.001)及环境复愈性评估水平(Sig=0.000)均有显著差异性。成对比较分析显示,这种差异性主要是由音乐声造成的,而其他3种噪声类型之间的差异性较小。

与对照组(背景声)相比,患者在机械声环境下心率恢复率(Sig=0.478)、皮肤导电性恢复率(Sig=0.402)、主观焦虑水平(Sig=0.530)无显著差异性,表明机械声对患者压力恢复性造成的负面影响有限。一般认为机械声更加不利于个体压力恢复,但由于此次实验的参与者均为住院患者,对医院室内环境中出现的机械声(如手推车声、仪器警报声等)有所预期,甚至对此类声源已经产生一定的适应性,从而弱化了机械声的负面作用。这一情况在其他相关文献中也出现过,例如,Ferguson 的研究发现,个体过去的献血经历与次数,能够在一定程度上决定献血室中声源类型的影响效果。同时,个体对噪声的判定并不完全由声音的物理性质决定,而是很大程度上取决于特定情形。例如,双人病房中的电视声对于收看电视节目的患者来说是一种消遣的渠道,而对于不想看电视的室友来说则会成为噪声源,从而引发压力反应。环境心理学认为人们对噪声的评价受到空间功能目标的影响,那些为了实现空间功能目标而形成的声源类型往往更容易被环境使用者接受。例如,有研究表明:办公空间中的空调声并不会显著增加办公人员的负面情绪,反而能够提高其工作效率,这也能够解释患者对医疗设备产生的机械声具有较高的接受度。

其次,研究还发现由患者交谈、行走、接听电话等行为产生的人为声最不利于患者压力恢复。与对照组相比,在人为声环境下,患者的主观焦虑水平(Sig=0.027)与负面情绪水平(Sig=0.039)显著更高。这可能是由于,与背景声相比,生活噪声中包含更多的瞬态噪声(transient noise)。Allaouchiche 通过记录监护病房 28 h 内的室内声环境质量,发现大于 65 dB 的室内瞬态噪声中,人为噪声源引起的瞬态噪声占其中的 56%,而瞬态噪声更加不利于个体的压力恢复。同时,与规律性较强的机械声相比,生活噪声在知觉上难以预测与控制,使得生活噪声更能引发患者焦躁不安的负面情绪,进而转化为较为严重的心理阻抗,不利于患者压力恢复。

最后,与对照组相比,患者在音乐声环境中的焦虑感(Sig=0.005)与负面情绪(Sig = 0.003)显著降低,皮肤导电性恢复率也有一定程度的提高(Sig = 0.073),这一结果基本符合研究预期。同时,实验结果显示,患者在音乐声环境下的标准差较大,数据离散性较高,说明室内音乐声的压力恢复效果并不稳定。同时,结合患者个体差异性的分析结果可知,患者的年龄与性别并不是干预音乐声恢复效果的主要中介要素。虽然,目前还没有专门针对患者个体差异与声环境压力恢复关联性的研究,但相关文献的研究结果表明,不同性别与年龄的个体之间,对不同声源类型的声评价差异性较小。因此,可以推断相较于年龄与性别等固有个体差异指标,患者的社会、文化、经济背景等因素可能造成了患者对不同声源类型的差异性反馈。

(2)声压级实验的结论。

实验结果显示,室内声压级对患者皮肤导电性恢复率的影响达到边缘显著水平(Sig = 0.086)。随着声音强度增加,患者皮肤导电性恢复率逐渐降低,这一结果与 Alvarsson 等人的研究结果近似。此次实验还发现,随着声压级增加,患者心率恢复率下降,但室内声压级对患者心率恢复率的影响并不显著(Sig = 0.106)。这一结果与既有研究结果存在一定差异性。一方面,这可能是由于室内声压级对人体副交感神经系统影响较小,作为生理指标的心率变化幅度有限。另一方面,实验时间的选择也会对实验结果造成一定影响。此次实验在上午进行,而 Hagerman 等人的研究表明夜晚的环境噪声对患者心率等生理压力指标的影响更加明显。

另外,患者的主观焦虑感与情绪效价并未随声压级增加而线性上升,在50 dB声压级环境中,患者的综合压力恢复水平甚至优于低声压级(40 dB)环境。这可能是由于患者需要适度的声音刺激来维持对所在环境的兴趣感。适度刺激理论认为个体需要不断接收外部的信息,与不良刺激相比,视听感官的剥夺同样令人无法忍受。

在患者性别与年龄差异性的影响方面,尽管既有文献认为女性患者对外部噪声的敏感性(noise sensitivity)更高,但此次实验并未发现男性与女性对生理压力恢复指标存在显著差异性。男性患者的总体主观焦虑感低于女性患者的,但仅达到边缘显著性水平(Sig = 0.072)。在年龄差异的影响方面,此次研究结果显示,随着环境背景声的声压级增加,老年患者的主观焦虑感提高速度更快。这可能是由于老年患者对声音的感知能力下降。Topf 的研究也发现了患者年龄与噪声敏感度显著相关($R = 0.225$, Sig = 0.020),高声压级情况下,老年患者更容易受到环境噪声的负面影响。

总体来说,与室内声源类型相比,声压级对患者压力恢复性影响较小,即使室内环境的背景声(50～60 dB)超出世界卫生组织对医院室内噪声的指导限值,背景声对患者压力恢复性的负面影响也相当有限。这一结果印证了噪声是基于个人对声音感受而产生的,控制环境声压级并不一定能够获得良好的患者压力恢复效果。声源类型、声压级及个体特征共同决定了患者压力恢复的水平。

3.6　实验结论

通过实验数据的定量与定性分析,研究探明单一环境因子对患者压力恢复性的独立作用。研究从空间要素、界面特征、景观要素、照明环境、室内噪声5个方面,对空间围透度(A1-1)、界面色彩(A2-1)、界面装饰(A2-2)、景观自然度(A3-1)、环境照度(A4-1)、环境色温(A4-2)、声源类型(A5-1)、声压级(A5-2)8个实验结果进行数理分析,分别提出上述环境因子对患者生理压力恢复指标、心理压力恢复指标及环境评价指标的动态影响。在此基础上,研究按照患者年龄与性别对实验数据进一步细分,探索患者个体差异在环境反馈过程中的干预作用。将实验结果与既有文献结论进行对比,验证或完善现有理论,探索单一室内环境因子对患者压力恢复性的影响机制,并主要得出以下结论。

(1)空间围透度能够显著影响患者的压力恢复性。随着室内窗墙比增加,患者生理与心理压力恢复水平显著提高,且患者对所在环境的复愈性评分显著上升。但是这种影响并非呈线性关系,实验结果表明,当室内窗墙比为0.60时,患者的压力恢复达到最高水平,窗墙比继续上升,患者压力恢复性提高幅度有限。在患者性别与年龄差异的影响方面,实验发现提高窗墙比更加有利于女性患者的压力恢复,而老年患者对各实验条件的反馈比较稳定,其压力恢复情况受室内窗墙比影响较小。

(2)界面色彩对患者的影响主要体现在环境认知方面,而对患者生理压力恢复指标及环境复愈性评估的影响均不显著。在个体差异方面,室内界面色彩对男性与女性患者压力恢复的影响结果比较一致。与其他年龄段相比,冷色调界面对青年患者压力恢复的效果稍好,但其差异性并未达到显著水平。与界面色彩相比,界面装饰对患者压力恢复的影响更加明显,实验表明在不同装饰界面环境下,患者的压力恢复水平及环境复愈性评估存在显著差异性,同时界面装饰能够比较全面地影响患者对所在环境的直接感知、联想知觉与总体评价。界面装饰对老年患者的压力恢复有更好的促进作用。

(3)景观要素能够显著影响患者各项心理压力恢复指标,随着景观自然性提高,患者的心理压力恢复水平显著提高,患者对所在环境复愈性中"远离"与"兼容"维度的评分显著上升,但实验结果表明,景观要素对患者压力恢复的影响存在一定阈值。当绿视率超过一定范围之后,景观要素对患者压力恢复的增益作用降低。同时,患者的生理压力恢复水平与景观自然性呈正相关,但窗景自然水平高低对患者生理压力恢复提高幅度的总体贡献不大。最后,实验结果表明,高自然性窗景要素对男性及老年患者压力恢复的促进效果更加明显。

(4)环境照度对患者压力恢复的影响显著,但对患者生理与心理压力恢复指标的影响呈现不同趋势。低照度有利于降低患者交感神经活跃水平,但同时会给患者带来严重的焦虑感与负面情绪,过高的环境照度则更加不利于患者压力恢复。因此,室内环境照度与患者的综合压力恢复水平总体呈倒 U 形的关系,在 100 ~ 250 lx 照度下,患者的总体压力恢复水平最高。环境色温对患者压力恢复的影响十分有限,实验结果表明,在 2 500 ~ 3 500 K 的偏低色温环境下,患者的总体压力恢复水平稍高,但并未达到显著水平。在个体差异方面,照明环境对男性与女性患者的影响趋势一致。但在相同的照度条件下,男性患者的总体压力恢复水平略高于女性患者的。

(5)声源类型对患者生理、心理压力恢复指标及环境复愈性评分均有显著影响,其中,交谈声、步行声和接听电话等行为产生的人为声最不利于患者压力恢复,尤其会对患者的主观焦虑感及情绪效价产生显著负面影响。音乐声、背景声则能有效提高患者整体的压力恢复水平,对于皮肤导电性的增益作用显著优于对照组的。患者在机械声环境下的压力恢复水平略低于对照组,且并未达到显著水平。但在机械声环境中,患者对所在环境的复愈性评分最低。与声源类型相比,声压级对患者压力恢复性的影响有限,仅能对患者的皮肤导电性恢复率及情绪唤醒水平产生一定影响。另外,与实验预期结果不同的是,即使在超过医院噪声限值的声压级(50 dB)环境下,患者的压力恢复水平也没有显著下降,其主观焦虑感甚至低于低声压级(40 dB)噪声,患者对噪声的适应性、实验开展的时间及参与者的构成可能降低了声压级的影响。

第4章 环境因子对疗愈效果的交互影响

在医院室内环境中,各环境因子除了能够独立影响患者压力恢复水平之外,还能通过彼此之间的相互作用,而对患者的压力恢复性产生更为复杂的交互影响。本章以复合环境因子对患者压力恢复性的交互作用为研究目标,对实验组 B 的实验结果进行分析。本章首先通过正交实验设计,对病房空间、候诊空间、检查空间中各环境因子的关键交互作用进行提取;然后,采用二因素三水平的全因子实验设计,分别对以上功能空间中的关键交互作用进行重点实验与解析。

4.1 病房空间中环境因子对患者压力恢复性的交互影响

4.1.1 关键交互作用提取

研究提取室内界面色彩、景观自然性、环境照度、声源类型作为病房空间的 4 个环境因子。研究选取 $L_{16}(2^{15})$ 正交表,并按照表头设计进行 16 组实验。最后,对实验结果进行极差分析,依据极差值 R_j 确定各组环境因子交互作用的主次关系。实验结果表明,在对患者生理压力指标影响方面,按照患者的心率恢复率,病房空间中环境因子的交互作用从高到低排序依次为:景观自然性×声源类型(0.011)>界面色彩×环境照度(0.007)>界面色彩×声源类型(0.005)=环境照度×声源类型(0.005)>界面色彩×景观自然性(0.003)>景观自然性×环境照度(0.000)。如果按照患者的皮肤导电性恢复率,交互作用从高到低排序依次为:界面色彩×环境照度(0.025)>景观自然性×声源类型(0.022)>环境照度×声源类型(0.008)>景观自然性×环境照度(0.005)>界面色彩×声源类型(0.002)>界面色彩×景观自然性(0.000)。若按照患者的主观焦虑水平,交互作用从高到低排序依次为:界面色彩×环境照度(0.521)>界面色彩×声源类型(0.207)>景观自然性×声源类型(0.179)>环境照度×声源类型(0.137)>景观自然性×环境照度(0.086)>界面色彩×景观自然性(0.061)。

综上所述,环境因子交互作用存在较大差异性,此次研究基于交互作用的高低与稳定性,选取景观自然性×声源类型及界面色彩×环境照度作为影响患者压力恢复水平的两对关键交互作用。在此基础上,研究采用全因子设计,通过 B1-1 与 B1-2 两个实验,解析上述环境因子组合所产生的交互作用。其中,每个因素包括 3 个水平,每个实验包括 $3^2 = 9$ 个实验条件。病房空间中环境因子交互作用的实验因素与因素水平见表4-1。

表 4-1　病房空间中环境因子交互作用的实验因素与因素水平

研究对象	实验编号	实验因素	实验因素水平		
病房空间中环境因子交互作用	实验 B1-1 (见 4.1.2 节)	声源类型	背景噪声	人为声	音乐声
		景观自然性	人工窗景	低自然性窗景	高自然性窗景
	实验 B1-2 (见 4.1.3 节)	环境照度	50 lx	100 lx	500 lx
		界面色彩	中性色调界面	冷色调界面	暖色调界面

4.1.2　景观自然性与声源类型的交互影响

当景观自然性与声源类型同时成为实验自变量时,多因素方差分析结果显示,室内声源类型对患者心率恢复率 R_{Hr}($F = 4.786$,Sig $= 0.016$)及主观焦虑水平($F = 161.794$,Sig $= 0.000$)的主效应显著,而景观自然性对患者主观焦虑感的主效应达到显著水平($F = 12.572$,Sig $= 0.034$),见表 4-2。在对患者皮肤导电性恢复率 R_{Scl} 的影响方面,景观自然性与室内声源类型的交互作用达到显著水平($F = 2.874$,Sig $= 0.012$)。结合实验估测效应量(偏 Eta 方),可以判断声源类型对患者压力恢复性的影响效应最大,其次为景观自然性与室内声源类型的交互作用,景观自然性对患者压力恢复性的影响效应最低。

在环境因子的交互作用方面,简单效应分析显示,在窗景为人工要素的室内环境下,背景声、人为声及音乐声对患者生理与心理压力恢复指标的影响差异性较小。但是,当实验条件中的景观自然性逐渐提高时,音乐声对患者压力恢复性的促进作用得到加强。在高自然性窗景环境中,患者在音乐声条件下的心率恢复率显著高于人为声条件(Sig $= 0.042$),且产生的主观焦虑感也显著低于人为声条件(Sig $= 0.037$)。与其他实验条件相比,在高自然性窗景与音乐声结合的实验条件下,患者的综合压力恢复水平最高(图 4-1)。

表 4-2　景观自然性与声源类型的简单效应分析

		患者压力恢复性指标					
		心率恢复率 R_{Hr}		皮肤导电性恢复率 R_{Scl}		焦虑水平	
		平均差	显著性	平均差	显著性	平均差	显著性
人工要素窗景	背景声—人为声	0.026	0.383	0.019	0.805	−0.214	0.531
	背景声—音乐声	−0.018	0.517	−0.008	0.893	0.228	0.496
	人为声—音乐声	−0.044	0.192	−0.027	0.447	0.442	0.113
低自然性窗景	背景声—人为声	0.031	0.340	0.032	0.321	−0.258	0.320
	背景声—音乐声	−0.020	0.400	−0.012	0.700	0.397	0.219
	人为声—音乐声	−0.051	0.057	−0.044	0.117	0.655	0.012
高自然性窗景	背景声—人为声	0.016	0.453	0.032	0.342	−0.127	0.763
	背景声—音乐声	−0.037	0.246	−0.025	0.421	0.463	0.082
	人为声—音乐声	−0.053	0.042	−0.057	0.064	0.590	0.037

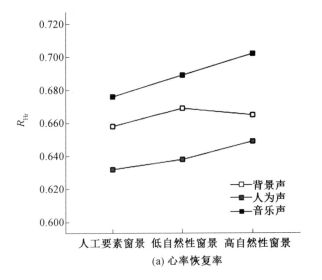

(a) 心率恢复率

图 4-1　景观自然性与声源类型对患者压力恢复性的交互影响

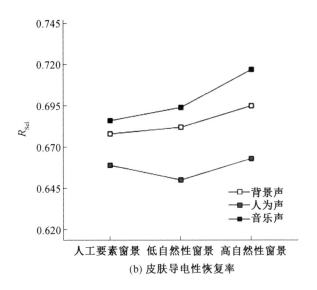

(b) 皮肤导电性恢复率

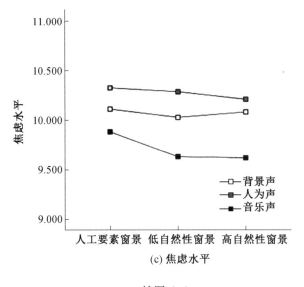

(c) 焦虑水平

续图 4-1

4.1.3　环境照度与界面色彩的交互影响

方差分析结果表明,在对因变量(心率恢复率、皮肤导电性恢复率及主观焦虑水平)的影响上,室内环境照度的主效应均达到显著性水平(Sig<0.05)。与单因素实验的结果一致,多因素方差分析表明:室内界面色彩对各项压力恢复指标的影响均不显著。但是,在对患者主观焦虑感的影响上,室内环境照度与

界面色彩具有显著的交互作用($F=3.691$, Sig$=0.029$)。按照独立作用及交互作用效应量(偏 Eta 方)从大到小排序:室内照度>室内照度×界面色调>界面色调。这表明尽管室内界面色彩的独立作用有限,但是能够通过与环境照度的交互作用对患者压力恢复产生一定影响。

　　实验结果显示,在冷、暖色调界面环境中,低照度更不利于患者压力恢复。与中性色调相比,患者在冷暖混合色调环境下的心率恢复率与皮肤导电性恢复率分别降低2.15%与1.87%,主观焦虑水平提高 14.10%,简单效应分析显示这一差异达到显著水平(表4-3)。如图 4-2 所示,随着室内照度提高,患者的生理压力恢复效率有所下降,但患者的主观焦虑感也随之降低。通过对比各指标的变化斜率,可以发现在中等照度(100 lx)下,患者在 3 种色彩界面环境中的压力恢复情况存在更加明显的差别。其中,暖色调界面与中等照度的组合最有利于患者综合压力恢复,包括更高的皮肤导电性恢复率及相对较低的焦虑感。当室内照度进一步提高达到 500 lx 时,患者的整体压力恢复水平再次下降。但相对而言,在冷色调界面环境下,高照度对患者的压力恢复的负面影响较小。与中性色调环境相比,患者在冷色调环境下的主观焦虑感降低 8.01%,且简单效应分析显示这一差异达到显著水平(Sig$=0.021$)。

表 4-3　环境照度与界面色彩的简单效应分析

| | | 患者压力恢复性指标 | | | | | |
| | | 心率恢复率 R_{Hr} | | 皮肤导电性恢复率 R_{Scl} | | 焦虑水平 | |
		平均差	显著性	平均差	显著性	平均差	显著性
低照度环境	中性色调—冷色调	0.008	0.849	0.013	0.728	−1.552	0.000
	中性色调—暖色调	0.015	0.710	0.008	0.741	−0.467	0.070
	冷色调—暖色调	0.007	0.892	−0.005	0.794	1.085	0.004
中照度环境	中性色调—冷色调	0.010	0.815	0.017	0.752	−0.283	0.303
	中性色调—暖色调	0.003	0.937	−0.015	0.761	0.159	0.492
	冷色调—暖色调	−0.007	0.883	−0.032	0.473	0.442	0.073
高照度环境	中性色调—冷色调	0.005	0.910	0.002	0.930	0.738	0.021
	中性色调—暖色调	0.016	0.655	0.013	0.772	0.322	0.251
	冷色调—暖色调	0.011	0.782	0.011	0.803	−0.416	0.135

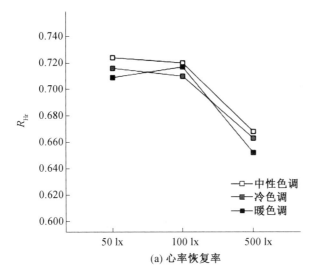

(a) 心率恢复率

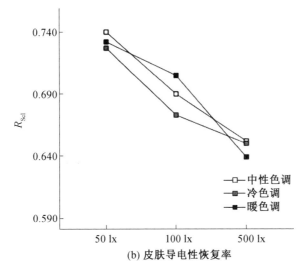

(b) 皮肤导电性恢复率

图 4-2　环境照度与界面色彩对患者压力恢复性的交互影响

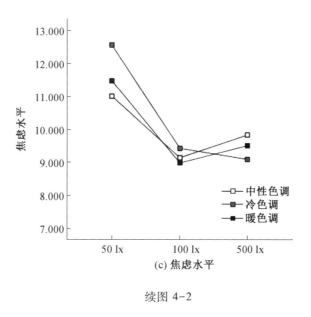

(c) 焦虑水平

续图 4-2

4.2　候诊空间中环境因子对患者压力恢复性的交互影响

4.2.1　关键交互作用提取

根据前文的调查结果,候诊空间的空间围透度、环境照度、声压级是影响患者压力恢复的 3 个主要室内环境因子。3 个环境因子按照两两组合方式,可以形成 3 对环境因子交互组,分别为空间围透度×环境照度、空间围透度×声压级和环境照度×声压级。研究采用与 4.1 节相同的分析思路,在全因子交互实验之前,首先通过正交设计的方法,对以上 3 组交互作用的大小进行评估。由于候诊空间中因子数量较少,在考虑交互作用情况下,研究选取 $L_8(2^7)$ 正交表,并按照形成的表头进行 8 组试验。极差分析结果显示,在对患者心率恢复率的影响方面,环境照度×声压级(0.051)>空间围透度×声压级(0.037)>空间围透度×环境照度(0.023);在对皮肤导电性恢复率的影响上,环境照度×声压级(0.046)>空间围透度×声压级(0.033)>空间围透度×环境照度(0.014);在对患者焦虑感的影响上,空间围透度×声压级(0.285)>空间围透度×环境照度(0.160)>环境照度×声压级(0.113)。

可以看出,环境照度×声压级及空间围透度×声压级是影响患者压力恢复性的主要交互作用,而空间围透度×环境照度的作用相对次要。研究采用全因子实验设计,通过 B2-1 与 B2-2 两个子实验,分别探索环境照度×声压级与空间围透度×声压级对患者压力恢复性的交互作用。候诊空间中环境因子交互作用的实验因素与因素水平见表 4-4。

表 4-4　候诊空间中环境因子交互作用的实验因素与因素水平

研究对象	实验编号	实验因素	实验因素水平		
候诊空间中环境因子交互作用	实验 B2-1 (见 4.2.2 节)	空间围透度	无窗环境	0.30 窗墙比	0.60 窗墙比
		声压级	50 dB	60 dB	70 dB
	实验 B2-2 (见 4.2.3 节)	环境照度	50 lx	100 lx	500 lx
		声压级	50 dB	60 dB	70 dB

4.2.2　空间围透度与声压级的交互影响

当空间围透度与声压级同时成为自变量时,多因素方差分析结果显示,空间围透度对患者心率恢复率、皮肤导电性恢复率及主观焦虑感的主效应显著,声压级对患者生理压力恢复指标的主效应显著,且对生理指标影响的效应量高于空间围透度(表 4-5)。另外,方差分析还发现,空间围透度与声压级也能通过交互作用,对患者主观焦虑感产生显著影响($F = 2.115$,$Sig = 0.029$)。

总体而言,空间围透度与声压级均能够对患者压力恢复产生重要影响。实验结果显示,声压级、窗墙比两个因子均与患者压力恢复性呈现较明显的负相关关系。与预期结果类似,降低声压级或提高窗墙比均能够提高患者恢复效率。在 50 dB 声压级与 0.60 窗墙比的实验条件下,患者的 3 项压力恢复指标一致显示其恢复性达到最高水平。但是,实验结果还表明,随着室内声压级增加,在高窗墙比环境中的患者压力恢复水平降低的速度较慢。在无窗环境中,当室内声压级增加 20 dB 后,患者心率恢复率降低了 9.47%。而在 0.60 窗墙比实验条件下,当声压级同样增加 20 dB 后,患者心率恢复率仅降低 3.83%,这表明视野更好的室内环境能够在一定程度上降低噪声带来的负面影响,而这一效果在患者心理压力恢复指标上更加明显。简单效应分析显示,在无窗环境下,与 50~60 dB 实验条件相比,高声压级(70 dB)噪声能够显著提高患者的主观焦虑感。但是,当室内有窗且窗墙比达到 0.60 时,高声压级噪声对患者焦虑感的影响并不显著(Sig>0.05)。空间围透度与声压级对患者压力恢复性的交互影响如图4-3所示。

表4-5　空间围透度与声压级的简单效应分析

		患者压力恢复性指标					
		心率恢复率 R_{Hr}		皮肤导电性恢复率 R_{Scl}		焦虑水平	
		平均差	显著性	平均差	显著性	平均差	显著性
无窗环境	50~60 dB 声压级	0.025	0.702	0.024	0.524	-0.162	0.605
	50~70 dB 声压级	0.062	0.039	0.051	0.082	-0.983	0.017
	60~70 dB 声压级	0.037	0.180	0.027	0.359	-0.821	0.036
0.30 窗墙比	50~60 dB 声压级	0.009	0.892	0.025	0.439	-0.376	0.181
	50~70 dB 声压级	0.038	0.274	0.039	0.210	-0.597	0.065
	60~70 dB 声压级	0.029	0.641	0.014	0.665	-0.221	0.372
0.60 窗墙比	50~60 dB 声压级	0.014	0.725	0.018	0.650	-0.199	0.443
	50~70 dB 声压级	0.026	0.671	0.027	0.323	-0.157	0.638
	60~70 dB 声压级	0.012	0.783	0.009	0.822	0.042	0.828

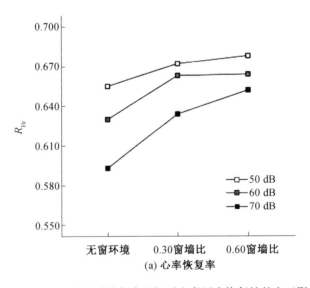

(a) 心率恢复率

图4-3　空间围透度与声压级对患者压力恢复性的交互影响

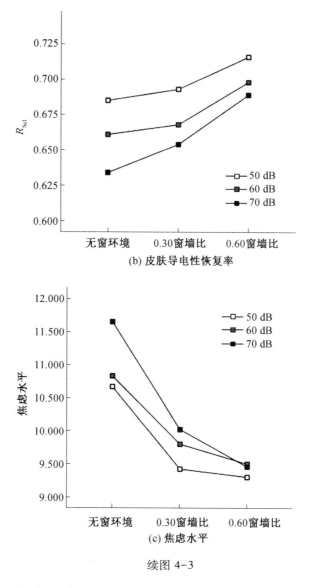

(b) 皮肤导电性恢复率

(c) 焦虑水平

续图 4-3

4.2.3　室内环境照度与声压级的交互影响

在环境照度与声压级同为实验变量时,环境照度对患者压力恢复效果起主导作用。多因素方差分析结果表明,环境照度对患者心率恢复率、皮肤导电性恢复率及主观焦虑水平的主效应均达到显著水平。而室内声压级的影响主要体现在心理指标方面,对生理压力恢复指标影响不显著。除单因素的独立作用之外,环境照度与声压级还能通过交互作用,显著影响患者的皮肤导电性恢复率($F=3.680$,$\text{Sig}=0.027$)及主观焦虑水平($F=7.559$,$\text{Sig}=0.012$),对患者心率恢复率的影响也达到边缘显著水平($\text{Sig}=0.096$)(表4-6)。

随着环境照度增加,患者生理压力恢复指标逐渐下降。对比患者压力恢复指标的变化斜率,可以发现,与低声压级环境相比,在高声压级环境中,提高环境照度更加不利于患者压力恢复(图4-4)。实验结果显示,当室内环境由中照度增加到高照度后,处于低声压级(50 dB)环境的患者心率恢复率与皮肤导电性恢复率分别降低4.12%与5.16%,主观焦虑感增加3.48%;而处于中高声压级(60~70 dB)环境的患者心率恢复率与皮肤导电性恢复率则分别降低6.96%与10.15%,主观焦虑感增加7.06%。另外,表4-6中简单效应分析结果表明,在中照度实验条件下,高、中、低声压级对患者压力恢复指标的影响均无显著差异性($\text{Sig}>0.05$),中照度环境能够在一定程度上缓解高声压级噪声带来的负面影响。

表 4-6　环境照度与声压级的简单效应分析

		患者压力恢复性指标					
		心率恢复率 R_{Hr}		皮肤导电性恢复率 R_{Scl}		焦虑水平	
		平均差	显著性	平均差	显著性	平均差	显著性
低照度环境	50~60 dB 声压级	−0.013	0.655	0.017	0.415	0.898	0.040
	50~70 dB 声压级	0.015	0.590	0.049	0.092	−0.820	0.063
	60~70 dB 声压级	0.028	0.226	0.032	0.232	−1.718	0.022
中照度环境	50~60 dB 声压级	0.008	0.754	−0.012	0.728	−0.290	0.528
	50~70 dB 声压级	0.014	0.604	0.009	0.802	−0.648	0.314
	60~70 dB 声压级	0.006	0.761	0.021	0.385	−0.358	0.611
高照度环境	50~60 dB 声压级	0.021	0.307	0.041	0.146	−0.711	0.179
	50~70 dB 声压级	0.051	0.063	0.028	0.349	−0.970	0.037
	60~70 dB 声压级	0.030	0.198	−0.013	0.667	−0.259	0.592

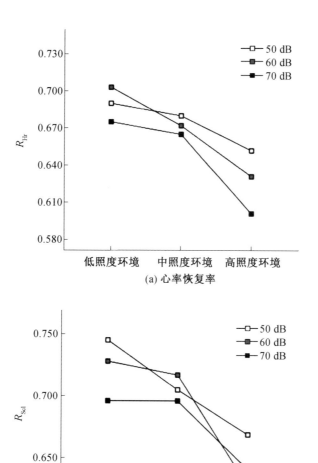

(a) 心率恢复率

(b) 皮肤导电性恢复率

图 4-4　环境照度与声压级对患者压力恢复性的交互影响

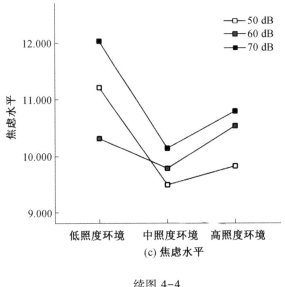

(c) 焦虑水平

续图 4-4

4.3　检查空间中环境因子对患者压力恢复性的交互影响

4.3.1　关键交互作用提取

根据优化目标,研究选取环境照度、环境色温、界面装饰作为检查空间中影响患者压力恢复性的 3 个环境因子。根据因子及可能形成的交互作用数量,研究选取 $L_8(2^7)$ 正交表进行正交实验设计。极差分析结果显示,在对患者心率恢复率的影响方面,环境照度×环境色温(0.014)>环境照度×界面装饰(0.006)>环境色温×界面装饰(0.002);在对患者皮肤导电性恢复率的影响方面,环境照度×环境色温(0.021)>环境照度×界面装饰(0.010)>环境色温×界面装饰(0.008);而在对患者主观焦虑感的影响方面,环境照度×环境色温(0.256)>环境照度×界面装饰(0.136)>环境色温×界面装饰(0.081)。通过正交试验结果可以发现,环境照度与环境色温以及环境照度与界面装饰是影响患者压力恢复的两对主要交互作用。因此,此次研究选取环境照度×环境色温及环境照度×界面装饰作为本节的实验研究目标,并采用全因子设计方式,对以上两对交互作用进行实验与分析,检查空间中环境因子交互作用的实验因素与因素水平见表4-7。

表 4-7　检查空间中环境因子交互作用的实验因素与因素水平

研究对象	实验编号	实验因素	实验因素水平		
检查空间中环境因子交互作用	实验 B3-1（见 4.3.2 节）	环境照度	50 lx	100 lx	500 lx
		环境色温	3 000 K	4 000 K	5 000 K
	实验 B3-2（见 4.3.3 节）	环境照度	50 lx	100 lx	500 lx
		界面装饰	无界面装饰	单界面装饰	多界面装饰

4.3.2　环境照度与环境色温的交互影响

当环境照度与环境色温同时作为实验自变量时,多因素方差分析结果显示,环境照度对患者心率恢复率($F=6.830, \text{Sig}=0.002$)、皮肤导电性恢复率($F=19.156, \text{Sig}=0.000$)及主观焦虑水平($F=34.208, \text{Sig}=0.000$)的主效应显著,而环境色温对以上各项压力恢复指标的主效应均不显著($\text{Sig}>0.05$),见表 4-8。这说明当室内环境照度与环境色温同时发生变化时,环境照度是影响患者压力恢复的主导因素。

尽管环境色温对患者压力恢复水平的影响相对有限,但实验结果表明,环境色温能够通过与环境照度的交互作用,显著影响患者的皮肤导电性恢复率($F=4.705, \text{Sig}=0.011$)。首先,在低照度情况下,采用低色温条件能够让患者获得较好的综合压力恢复效果,包括相对较高的心率恢复率、皮肤导电性恢复率及较低的主观焦虑水平。其次,随着室内环境照度提高,患者的生理压力恢复水平总体呈下降趋势,但实验结果表明高色温环境能够在一定程度上降低这种下降幅度。当实验条件由低照度转变为高照度时,高色温环境中,患者的皮肤导电性恢复率仅下降 1.85%,而心率恢复率甚至有所上升。最后,此次实验发现,高照度与低色温的组合不利于患者压力恢复,在此实验条件下,患者的生理压力恢复率下降至最低水平,患者的主观焦虑水平也高于高照度与中、低色温组合的实验结果。相反,中色温与高照度的组合能够提高患者的各项生理与心理压力恢复指标。简单效应分析显示,在高照度环境中,中色温与低色温对患者皮肤导电性恢复率的影响差异性达到边缘显著水平。环境照度与环境色温对患者压力恢复性的交互影响如图 4-5 所示。

表4-8　环境照度与环境色温的简单效应分析

		患者压力恢复性指标					
		心率恢复率 R_{Hr}		皮肤导电性恢复率 R_{Scl}		焦虑水平	
		平均差	显著性	平均差	显著性	平均差	显著性
低照度环境	低色温—中色温环境	0.017	0.305	0.007	0.733	−0.283	0.238
	低色温—中色温环境	0.014	0.347	0.039	0.134	−0.458	0.151
	中色温—高色温环境	−0.003	0.655	0.032	0.195	−0.175	0.483
中照度环境	低色温—中色温环境	0.012	0.390	0.042	0.103	−0.102	0.725
	低色温—中色温环境	−0.003	0.632	0.012	0.539	−0.218	0.379
	中色温—高色温环境	−0.015	0.311	−0.030	0.257	−0.116	0.673
高照度环境	低色温—中色温环境	−0.020	0.292	−0.042	0.081	0.221	0.422
	低色温—中色温环境	−0.011	0.436	−0.018	0.498	−0.153	0.524
	中色温—高色温环境	0.009	0.528	0.024	0.342	−0.374	0.190

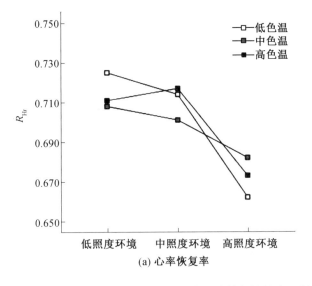

(a) 心率恢复率

图4-5　环境照度与环境色温对患者压力恢复性的交互影响

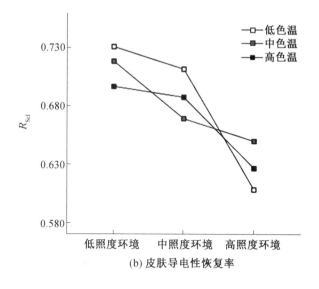

(b) 皮肤导电性恢复率

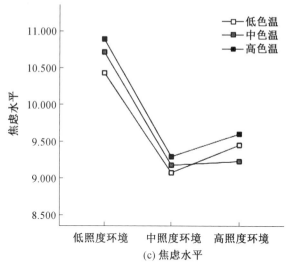

(c) 焦虑水平

续图 4-5

4.3.3　环境照度与界面装饰的交互影响

在环境照度与界面装饰实验中,环境照度是影响患者生理压力恢复水平的主导因素。多因素方差分析结果显示,在对患者心率恢复率、皮肤导电性恢复率及主观焦虑感的影响方面,环境照度的主效应显著($Sig<0.05$)。与环境照度相比,界面装饰对患者压力恢复的影响相对较小,仅对患者主观焦虑感的主效

应显著。除此之外,环境照度与界面装饰还能通过交互作用,对患者心率恢复率产生显著影响($F=2.982$,$Sig=0.015$),而对患者皮肤导电性恢复率影响达到边缘显著水平($F=1.674$,$Sig=0.086$)。

　　总体来说,在低照度环境中,增加室内界面装饰,对患者压力恢复水平有更大的增益作用。在低照度条件下,与对照组(无界面装饰环境)相比,多界面装饰能够使患者心率恢复率与皮肤导电性恢复率分别提高 5.88% 与4.92%,并减少患者 11.90% 的主观焦虑感。而当环境照度提高后,界面装饰对患者压力恢复的促进作用有所减弱。简单效应分析显示,在高照度条件下,有、无界面装饰对患者压力恢复水平已不能造成显著影响。甚至在中、高照度条件下,若在室内采用多界面装饰,会对患者的心率恢复产生一定的阻抗作用,不利于患者生理压力恢复。环境照度与界面装饰对患者压力恢复性的交互影响如图 4-6 所示,环境照度与界面装饰的简单效应分析见表 4-9。

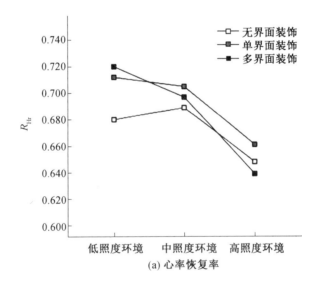

(a) 心率恢复率

图 4-6　环境照度与界面装饰对患者压力恢复性的交互影响

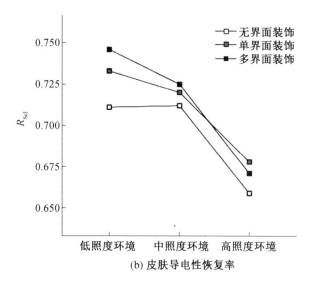

(b) 皮肤导电性恢复率

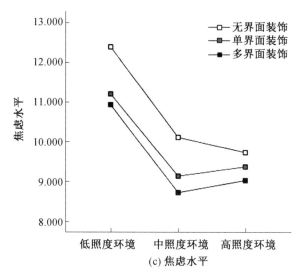

(c) 焦虑水平

续图 4-6

表 4-9　环境照度与界面装饰的简单效应分析

		患者压力恢复性指标					
		心率恢复率 R_{Hr}		皮肤导电性恢复率 R_{Scl}		焦虑水平	
		平均差	显著性	平均差	显著性	平均差	显著性
低照度环境	无界面—单界面装饰	−0.032	0.159	−0.022	0.270	1.190	0.009
	无界面—多界面装饰	−0.040	0.113	−0.035	0.183	1.462	0.000
	单界面—多界面装饰	−0.008	0.492	−0.013	0.364	0.272	0.608
中照度环境	无界面—单界面装饰	−0.015	0.376	−0.008	0.582	0.977	0.035
	无界面—多界面装饰	−0.008	0.482	−0.012	0.393	1.392	0.005
	单界面—多界面装饰	−0.007	0.674	−0.004	0.655	0.415	0.328
高照度环境	无界面—单界面装饰	−0.013	0.411	−0.019	0.318	0.359	0.427
	无界面—多界面装饰	0.009	0.637	−0.012	0.410	0.703	0.172
	单界面—多界面装饰	0.022	0.295	0.007	0.603	0.244	0.534

4.4　实验结论

　　研究通过正交实验法,分别在病房空间、候诊空间、检查空间中提取出高水平交互作用的环境因子组合,然后,采用第 2 章所提出的实验方法,分别对上述环境因子组合进行全因子实验研究,揭示环境因子组合对患者压力恢复水平的影响规律。本章主要得出以下结论:

　　(1)在病房空间中,景观自然性×声源类型和界面色彩×环境照度是影响患者压力恢复水平的两对关键环境因子组合。其中,在景观自然性与室内声源类型发生交互作用时,声源类型起主导作用。提高景观中的自然要素能够在一定程度上强化音乐声的压力恢复效果。在室内环境照度与界面色彩对患者压力恢复性的影响中,界面色彩的独立影响有限,但能够通过与环境照度产生交互作用,对患者心理压力恢复水平产生显著影响。

　　(2)在候诊空间中,空间围透度×声压级及环境照度×声压级是对患者压力恢复水平影响较大的两对交互作用。在空间围透度与声压级的交互影响方面,两个因素的主效应与交互效应均显著。实验发现随着室内声压级增加,在高窗墙比环境中的患者压力恢复水平降低的速度较慢,说明室内围透度能够在一定程度上缓解高声压级噪声带来的负面影响。同时,实验结果显示,室内环境照度与声压级对患者压力恢复水平的交互作用显著。除了环境照度与声压级各自的独立影响之外,两者不同水平的组合能够对患者生理与心理压力恢复水平产生额外影响。

（3）在检查空间中,环境照度×环境色温与环境照度×界面装饰是影响患者压力恢复水平的关键环境因子组合。实验结果表明,室内环境照度与环境色温能够通过交互作用对患者的生理压力恢复水平产生显著影响。在各实验条件下,高照度与低色温的组合最不利于患者压力恢复,而中色温与高照度的组合能够在一定程度上减少高照度对患者压力恢复的负面影响。另外,当室内环境照度与界面装饰同时作为实验自变量时,环境照度对患者压力恢复起主导作用。在低照度环境中,增加室内界面装饰能够对患者压力恢复水平起到一定的增益作用,然而随着环境照度提高,界面装饰对患者压力恢复的促进作用有所降低。高照度条件与多界面装饰的组合甚至会对心率产生一定的负面作用,不利于患者生理压力恢复。

第5章 医院疗愈环境的循证设计

本章采用循证设计思路,在实验结果的基础上,结合相关理论与实际案例解析,提出医院室内环境的优化设计策略。本章首先根据第3章实验结果,对影响患者压力恢复的关键环境因子指标进行重点优化,然后,通过对第3章和第4章的实验结果归纳,分析室内环境要素对患者压力恢复的影响机制,从宏观角度提出医院室内环境的整体设计策略,为医院建筑设计实践提供参考依据。

5.1 医疗环境要素的优化对策

5.1.1 界面特征的优化对策

(1)空间围透度。

此次实验结果表明空间围透度是影响患者压力恢复的重要因素,提高室内窗墙比能够显著提高患者生理压力恢复水平,并降低患者主观焦虑水平。在医院室内环境中,窗户具有重要的意义,除了为室内提供自然光线外,还能够为长期住院的患者提供外界的信息,包括室外景观、天气变化、季节转换和时间的流逝,弱化住院带来的隔离感。目前的建筑规范主要从日照与节能角度,提出医院室内采光系数与单一立面的窗墙比的建议范围,然而对室内窗墙比没有明确要求。因此,在医院建筑设计中,可以在规范要求的基础上,适当提高室内空间的窗墙比,避免患者长期使用无窗空间,以改善室内环境的压力恢复效果。

除了直接提高窗墙比之外,医院还可以根据患者行为能力与行为模式,调整窗户形态、控制窗台高度、调整座椅布局,以保证患者能够通过窗户获得良好的视野。例如,HOK设计的黄廷芳综合医院基于"一人一窗"理念,通过锯齿形的病房平面布局为每名患者提供室外景观,同时,通过建模测试与计算,为病床设计特定倾斜角度,让卧病在床的患者也能获得通达的视野,如图5-1所示。

AHA设计事务所设计的Sekii Maternity诊所中,建筑师为每名住院患者设计了分式开窗以支持患者卧床、坐姿与站立3种行为状态的观景角度。另外,在进行医院场地规划时,尽量避免建筑或树木遮挡窗口,以避免患者视野受限(图5-2)。同时,提高窗墙比能够在一定程度上改善患者压力恢复效果,但这

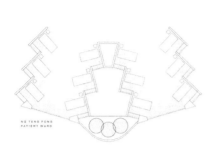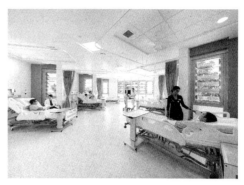

图 5-1　黄廷芳综合医院病房视线设计与建成效果

并不意味着室内窗户越大越好。此次实验也发现,在垂直方向上,窗户面积的增加可能会引起患者的焦虑感,并带来一定的压力风险。因此,在设计室内窗墙比时,需要结合场地特征、气候类型、使用者的群体特征等因素进行决策,避免患者产生不适的感受。

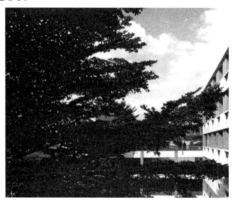

图 5-2　窗口树木对患者视野的遮挡

(2) 界面色彩。

此次研究结果表明室内界面色彩对患者压力恢复的影响效果有限,对患者生理压力恢复水平及主观焦虑感的影响均不显著($Sig>0.05$),仅对患者主观情绪唤醒水平产生一定影响。同时,由于个体主观感受的差异性与复杂性,并不存在适合所有患者的"完美色调"。因此,在选择医院室内界面的色调时,需要注意色彩的象征意义与实际视觉感受的区别。在评估医院室内环境的色彩方案时,应避免将一些逸事证据作为设计的决策依据,夸大单一界面色调的压力恢复作用。例如,绿色由于与自然、植物、生命等意向关联,常被认为是具备压力恢复效果的色彩。因此,许多医院在病房中大面积使用绿色界面,以试图减少患者紧张、焦虑的情绪。实际上,对于长时间使用的环境而言,大面积高饱和度的绿色界面会对患者造成强烈的视觉刺激，也会让患者皮肤颜色失真，因此并不适宜在医院室内环境中大面积使用。Dalke 等人对大量建成医院的使用状况进行了后评价，发现医院室内过度使用的绿色界面让医护人员与患者均感到痛苦与不安。大面积高饱和度的颜色会增加患者的心理压力，如图 5-3 所示。

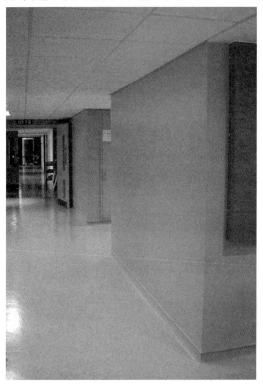

图 5-3　大面积高饱和度的颜色会增加患者的心理压力

　　虽然此次研究并没有发现界面色彩具有压力恢复效益，但是实验结果表明，在不同界面色彩中，患者对所在环境的评价与认知存在较大差异性。因此，在对医院室内界面色彩进行设计时，应多从整体环境氛围的营造及视觉功效角度进行考虑，通过多种色调之间的视觉平衡，营造轻松愉悦、温馨舒适的环境氛围。另外，尽管界面色彩对压力恢复影响不足，但是 Harris 等人通过访谈发现，患者在进入医院后，往往最先关注室内界面色彩，对界面色彩的印象也最为深刻。因此，可以通过强化目标与背景界面的色调对比，明晰不同功能空间区域（图 5-4、图 5-5）。

　　此次实验表明室内界面色彩的独立作用有限，但界面色彩与环境照度的交互作用显著。因此，在对室内界面的色彩进行选择时，需要充分考虑室内环境照度。例如，在低照度环境下，应避免冷、暖两种色调的大面积使用，或者利用

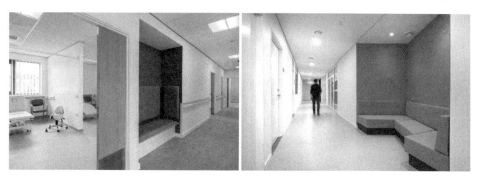

图 5-4　通过界面色彩强化休息空间位置

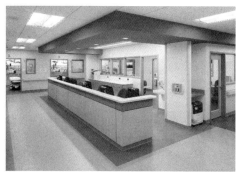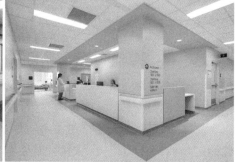

图 5-5　通过界面色彩强化护士站位置

暖色调界面与中照度的交互作用,这样会对患者压力恢复产生协同促进作用。

(3)界面装饰。

实验证实了医院室内界面装饰对患者压力恢复的积极影响,且这种影响主要集中在患者心理压力恢复指标与环境评价方面。在医院室内环境中,与对照组相比,引入界面装饰能使患者的焦虑水平降低 9%,产生的情绪也较趋向于积极与活跃维度。因此,通过室内界面装饰减少患者的焦虑感与负面情绪是一种高效易行的环境优化措施。

值得注意的是,医院室内环境的界面装饰风格与主题需要慎重选择。这是由于与健康群体相比,前来就诊的患者或多或少地处于压力状态。情绪一致性理论(emotional congruence theory)认为,在压力状态下,个体会将自身的负面情绪投射到对周边环境的认知上,也就是说患者会倾向于从负面角度解释中性的事物。因此,在医院环境界面装饰中应尽量采用相对清晰且具有积极意向的主题(如自然风景),以缩小患者对界面装饰的解读空间。相反,主题模糊或表达形式抽象的装饰可能会被患者从消极角度加以理解,造成不可预知的压力反应风险。

界面装饰的方法十分广泛,除了此次实验采用的 LED 屏幕之外,医院还可以设置永久性壁画或临时性绘画、摄影作品作为界面装饰。近年来,智能互动设备发展,丰富了医院界面装饰手段。英国大奥蒙德街儿童医院(GOSH)在手术室附近的走廊墙壁上安装了名为"自然之径"的智能互动装置(图 5-6),患者触碰走廊界面,可以产生各种 LED 动物图案,提高了界面装饰的互动性与趣味性。

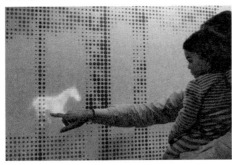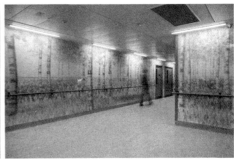

图 5-6　大奥蒙德街儿童医院室内走廊的智能互动装置

　　在设计界面装饰的位置时,尽量选择患者在就诊过程中,可能会较长时间面对的界面区域,避免患者在转移、等候、检查过程中被迫长时间注视单调、无聊的医院墙壁或天花板。同时,需要考虑到患者行走、站立、仰卧视角,提出针对性的界面装饰手段,以确保界面装饰的压力恢复效果。克莱姆森大学医院病房设计中,建筑师依据患者坐姿、仰卧及平卧的视线高度与范围,在病床的主墙面相应位置安装模拟自然景观场景的电子屏幕,缓解住院患者因疼痛而产生的压力反应。

　　对于患者视野受限的部分特殊空间,特别是在 CT 或 MRI 检查舱中,患者容易因为密闭空间或设备噪声而产生环境压力。可以通过投影或头戴式显示器等方式,提高环境知觉焦点的强度,转移患者注意力并唤醒其积极情绪。例如,患者在进行头部、胸部的 MRI 检查时,检查舱会使患者视线受阻,基于这种情况,东芝公司开发了 MRI 检查舱的圆顶屏幕影像系统(图 5-7),使患者在进行 MRI 检查时,能够观看 60 度以上视野的虚拟自然场景,缓解压力反应。

5.1.2　照明环境的优化对策

(1)环境照度。

　　环境照度能够显著改变患者的生理与心理压力恢复水平。因此,在医院室内光环境设计中,可以将调节环境照度作为改善患者压力恢复性的有效手段之一。在此基础上,结合空间具体的使用方式,制定多样化的室内光环境设计目标。实验结果显示,中间照度(100~250 lx)室内环境比较有利于患者压力恢

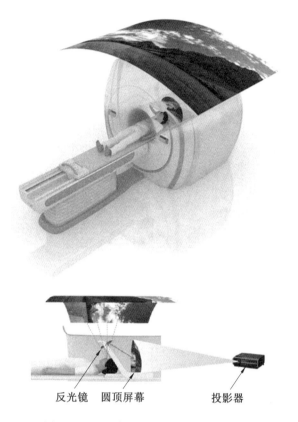

反光镜　　圆顶屏幕　　　　投影器

图 5-7　MRI 检查舱的圆顶屏幕影像系统

复,这一范围与《综合医院建筑设计规范》(GB 51039—2014)中对病房与候诊室室内照度参考值(分别为 100 lx 与 200 lx)基本相符合。而与中间照度相比,在高照度(500 lx)环境中,患者的生理压力恢复水平降低 9%,主观焦虑感提高 12%,其情绪反馈更趋向于"消极—激动"维度。因此,在患者长时间使用且不需要医护人员进行精细操作的功能空间中,应尽量避免患者长时间暴露在高照度环境下。而在一些需要患者短暂使用且需要提高注意力的区域(如走廊、楼梯、门诊大厅等),可以适当提高环境照度,暂时提高患者的生理唤醒水平与视觉敏感度,减少跌倒等意外伤害的发生。

随着医院室内照度降低,患者的生理压力恢复水平逐渐提高。但在低照度环境下,患者主观焦虑感显著提高,且趋向于产生"消极—平静"维度情绪。因此,医院室内环境照度不宜过低,以免造成心理压力反应。另外,实验还发现,室内环境照度与界面装饰能够对患者压力恢复性产生交互影响。其中,在低照度(50 lx)环境中采用多界面装饰,能够使患者的焦虑感降低 11.90%,生理压力恢复水平提高 4.92%~5.88%。因此,在 MRI 检查舱与 CT 检查室等空间中,可以将低照度光环境与界面装饰相结合。一方面,利用低照度环境降低患者交感神经兴奋性。另一方面,通过丰富界面装饰配合情景化照明,增加环境趣味性,转移患者在检查过程中产生的负面情绪。MRI检查舱内的情景化照明如图5-8所示。

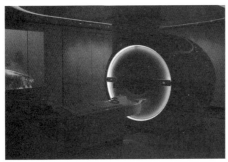 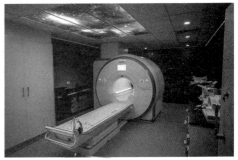

图 5-8　MRI检查舱内的情景化照明

(2)环境色温。

此次研究发现,首先,环境色温对患者生理压力恢复性的影响有限,但是对患者的心理压力指标及环境评价有一定的干预能力。研究结果显示,在2 500 K、3 500 K、4 500 K、4 400 K 4种实验条件中,高色温最不利于患者心理压力恢复。与中间色温(3 500~4 500 K)环境相比,在5 500 K的实验条件下,患者的主观焦虑水平提高5.58%,5 500 K是唯一使患者情绪效价趋向于负面的色温环境。目前《建筑照明设计标准》(GB 50034—2013)中对医院室内环境色温的建议仅按照低、中、高3个色温类别提出与之适应的部分医院室内空间类型,并未限制高环境色温应用。因此,未来在对医院光环境进行设计时,需要在规范要求的基础上,进一步细化色温的适用区间,防止环境色温对患者心理压力恢复造成不利影响。

其次,环境色温能够在一定程度上调节患者的环境认知与评价。实验结果表明,患者对3 500 K色温环境的复愈性评价最高,且倾向于使用亲切与安全的积极语义来评价所在环境。相反,在偏高色温(4 500~5 500 K)环境下,患者对环境的语义评价更趋向于明亮与冷漠。因此,可以通过调节环境色温,改变患者对医院室内环境的直观印象。例如,适当提高医院病房室内环境色温,来营造亲切与私密的室内环境氛围。另外,实验表明,环境色温与环境照度的交互作用显著。因此,可以通过低色温与低照度的组合,降低患者的主观焦虑感。而在高照度环境下,可以采取中间色温的照明条件,以减少高照度对患者压力恢复的不利影响。

最后,环境色温的压力恢复效果受到患者的个体差异影响,患者的性别差异也应该被纳入室内照明设计的考虑范围。依据此次实验结果,女性患者对环境色温变化的压力反馈更加敏感,且在低色温环境下,女性患者的情绪唤醒水平及主观焦虑水平更高。因此,在女性患者数量占主导的室内空间中,应尽量避免使用 3 500 K 以下的色温环境,或采用动态照明系统,根据不同使用对象及空间使用方式,提供差异化的环境色温方案。

5.1.3　室内噪声的优化对策

(1)噪声控制。

医院噪声是造成患者心理压力的主要环境因素。过高的声压级、过长的混响时间、过低的语音清晰度会对患者的健康状况产生负面影响,包括增加疲劳感和心理压力,血压和心率上升,睡眠质量下降。医院噪声的影响效果也受到患者个体差异性的干预,如患者的基础病类型,而随着住院时间变长,患者对噪声的耐受力显著上升。

虽然噪声对患者的影响比较复杂,但世界各国普遍使用 40 dB 这一数值作为噪声控制值。例如,中国《民用建筑隔声设计规范》(GB 50118—2010)要求医院建筑中病房昼间噪声级不得超过 45 dB,夜间不得超过 40 dB;美国国家环境保护局(U.S. Environmental Protection Agency)建议医院昼间噪声级不超过 45 dB,夜间不超过 35 dB;世界卫生组织(World Health Organization)建议医院室内昼间平均噪声级不得超过 35 dB,夜间峰值不得超过 30 dB,但目前多数医院难以满足规范要求。国外医院 24 h 的平均噪声水平在 60~84 dB,而噪声峰值可以达到 85~90 dB。其中,手术室和重症监护室是噪声问题最严重的环境,医疗仪器、员工交谈、警报等是主要的噪声源。

本次实验结果表明,室内噪声会对患者压力恢复造成显著的负面影响。其中,人为噪声更不利于患者压力恢复,且对不同年龄与性别患者的负面影响均处于显著水平。因此,消除人为噪声是优化医院室内声环境的关键。医院室内人为声包括人群交谈声、接听电话声、儿童哭闹声等,患者既是人为声的受害者,也是人为声的产生源。研究显示,患者在医院特定区域的大量聚集会使人为声的风险显著增加,这是由于当患者处于吵闹的环境中时,为了维持原来的交流行为,需要被动加大自身音量,从而造成生活噪声污染的恶性循环。因此,可以通过室内布局优化,减少患者在医院门诊大厅、走廊等区域滞留与聚集的时间,降低人为声的发生概率。对于一些人为声难以避免的区域,则需要通过空间分隔的方式,避免一个区域的人为声在贯通空间中传播至其他区域。例如,通过设置二次候诊区、独立病房等提高空间独立性,降低人为声的传播概率。又如,通过同向病房(same-handed rooms),减少相邻病房的生活噪声穿透端墙造成影响(图 5-9)。医院还可以借助管理手段,引导医院室内患者分布,降低人为声的发生频次,如采用一医一诊的问诊模式及分层挂号等方式,从医疗模式与空间组织配合层面减少患者聚集。

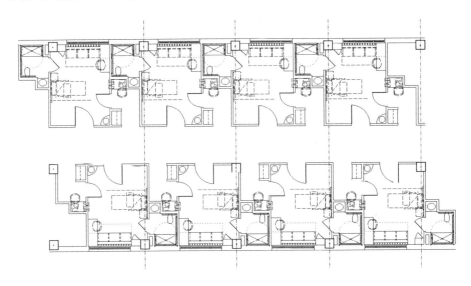

图 5-9　采用同向病房的护理单元平面图(局部)

机械声对患者压力恢复的影响相对较小,主要体现在患者情绪效价与情绪唤醒水平方面,对患者生理压力恢复影响不显著($P>0.05$)。但室内机械声对老年患者压力恢复能够造成显著负面影响。因此,在医院室内空间布局时,应尽量将心脏内科、神经内科等老年患者比例较高的病房远离电梯井等机械声源布置。同时,还可以通过隔振消声措施,减轻医院设备材料之间的震动和碰撞,如采用弹性地材、软胶轮推车等。医院室内产生的一些机械声难以完全避免,例如在 ICU 中,监测危重患者生命体征的设备运行所产生的警报声。这种情况下,可以通过分级警报等智能警报系统,降低警报声的频度与响度。

(2)背景音乐。

音乐被视为医院中最重要的疗愈环境要素,大量研究显示,相比于完全安静的医疗环境,丰富的声环境(音乐、广播、自然声等)更加有利于让患者放松,并引起积极情绪变化。音乐疗法(music therapy)将音乐应用于调节患者手术期间的心理状态,研究显示,柔和的器乐、轻音乐、古典音乐或自然声(海浪声、溪流声、鸟鸣声等)可以减少患者的术前焦虑,缓解术中心理压力,降低术后疼痛感和心理焦虑感。此次研究再次验证了室内音乐能够显著提高患者各项生理与心理压力恢复指标。但是,需要注意的是,音乐并非对所有患者均具有积极意义。研究显示,在等候室内播放音乐,可能会增强献血者的焦虑感。

在室内播放音乐是一种积极声掩蔽方式,通过在环境中添加背景音,消除人体对噪声的感知。相比更换吸声材料等传统室内降噪方式,播放音乐是一种简单、有效、易行的环境优化措施,具有更大的成本优势及更广泛的应用范围。此外,在医疗环境中,应尽量选择轻柔的音乐类型,避免情绪表达过于强烈或可能造成负面联想的曲目,以确保不会对患者造成额外刺激。除了温和、轻柔(soft)的特征外,医院背景音乐还需具有一定的启发性(stimulating)和画面感(image-creating),以此为患者提供有意义的注意力转移。另外,根据能力–环境压力理论(environmental competence-press theory),患者本身处于一定的心理压力之下,对外界环境知觉刺激的承受阈值比健康人群的低。因此,需要对医院环境掩蔽声的音量进行控制,使其处于合理范围之内,避免音量过高的掩蔽声成为新的环境压力源。美国建筑指导协会(Facility Guidelines Institute,FGI)的指导意见中就提出医院病房掩蔽声的音量应控制在 48 dB 以内。

实验发现,音乐声环境下,患者压力恢复率的标准差高于其他实验条件,这说明音乐声对患者压力恢复的影响效果并不稳定。患者的文化背景与个人经历可能是决定其压力恢复性的中介变量。因此,需要对音乐的类型进行慎重选择,应尽量选择对患者文化多样性(cultural diversity)具有较强容纳能力的音乐类型。有研究显示,相对于音乐声,自然声具有较高的跨文化特征,不同文化背景的患者对自然声的总体接受水平较高。近年来,一些医院开始采用微风、溪流、鸟、大海等的自然声作为掩蔽声,实证研究发现其压力恢复效果甚至优于音乐声,例如,Largowight 等人的研究表明,即使十分短暂的自然声也能显著降低个体压力水平。

5.2　医疗环境的整体设计策略

此次研究发现,室内环境要素能够通过交互作用,对患者压力恢复产生额外的促进或阻抗作用。医院室内环境优化是一个系统工程,涉及多个环境因子的相互配合。因此,除了对关键环境因子进行重点调节与优化外,还需要以压力发生与恢复机制为切入点,从宏观角度提出整体性的医院室内环境设计策略。

5.2.1　外部压力的有效控制

(1)去机构化设计。

医院是人类抗争疾病、维护健康的场所。医院救死扶伤的功能属性使其不可避免地与疾病、痛苦、衰老等负面意向关联。再加上长期以来医院建筑多以"疾病治疗工厂"的面貌出现,这些都客观上造成了患者对医院室内环境的恐惧感,甚至加剧了患者压力反应水平。此次研究发现在对医院室内环境的各项评价指标中,环境亲切感指标与患者心理压力恢复性高度关联,亲切、温馨的室内环境氛围更有利于患者压力恢复。因此,可以采用去机构化设计思路,通过新功能植入、布局优化、环境设计等方式,弱化医院乏味的机构化氛围（institutional atmosphere）。Swan 等人的研究显示,在采用去机构化设计的病房内,患者的就诊满意度显著提高。

　　传统医院建筑往往只具有医疗属性,在功能上独立于周围社区,这使得医院建筑成为城市的"孤岛",一定程度上造成了患者对医院建筑的心理疏离感。因此,可以通过空间与环境设计,使医院在功能与形式上更深入地融入社区,消除患者对医院"不可接近"的刻板印象。格罗宁根大学医疗中心（UMCG）基于城中城（city within a city）概念,在一层植入药店、书店、商店、理发店、咖啡厅等功能,并优化建筑形态和室内交通结构,让医院与周边社区网络紧密结合,医院街成为城市街道的延伸（图 5-10）。医院还会不定时举办各类艺术展览,吸引周边居民前来参观,这不仅提高了医院作为公众活动空间的可能性,还有助于弱化医院与社区的心理界限感。

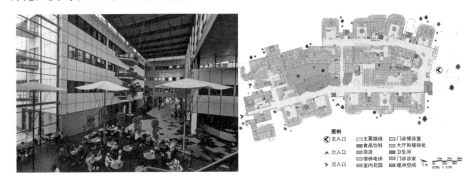

图 5-10　格罗宁根大学医疗中心

　　医院入口大厅及医院街是患者对医院环境的最初印象,也是改善医院室内环境氛围的关键。特别是对于儿童医院而言,冰冷、单调的室内环境形象更容易加强儿童对陌生环境的恐惧感。因此,在医疗环境设计中,建筑师需要从患者的体验出发,综合运用色彩、材料、形态等设计语言,营造轻松、温馨、舒适的场所氛围,消解患者对传统医院的严肃、冰冷、单调的固有印象,缓解患者初入医院时的紧张感。在澳大利亚奇伦托夫人儿童医院的设计中,医院大厅均采用丰富的界面形态变化,明快的色彩对比及动物主题的装饰元素,让医院大厅变成了充满新奇元素的有趣场所（图 5-11）。

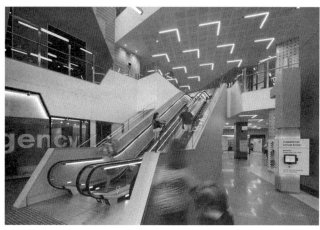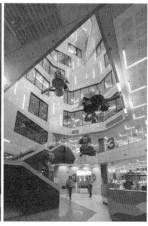

图 5-11　奇伦托夫人儿童医院的入口大厅

对于住院患者而言,他们的原有社会角色会被统一的"病人角色"代替,同时,住院患者也脱离了原本的居住环境,这都需要一段时间来适应并重新建立身份与空间的情感归属。在此期间,住院患者极易因为适应过程受阻而产生压力反应。近几年发展的以家庭为中心的护理(family-centered care)模式强调借助家庭支持,降低患者的压力阻抗,衍生出以家庭为中心的设计理念。具体而言,这种设计一般在病房等长期静养空间中,采用家庭化的室内设计方式,提高家庭支持的配合度(图 5-12)。一方面,可以通过在室内引入绿植、家庭照片、木质地板等元素,弱化医院静养环境与家居环境的心理差异性。另一方面,在室内提供陪护空间及会客空间,支持患者家属与访客的探访行为。实证研究显示:这些看似"非必要"的室内环境要素,能够显著改善患者的压力恢复及整体恢复效果。家庭化的医院门厅与检查室装饰如图 5-13 所示。

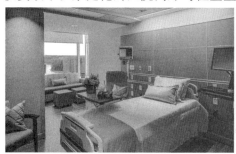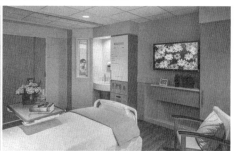

图 5-12　家庭化的病房装饰

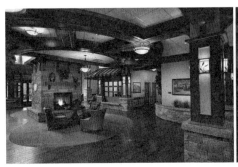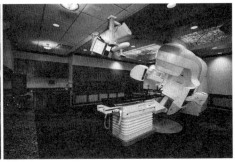

图 5-13　家庭化的医院门厅与检查室装饰

(2)提高环境控制。

控制感(perceived control)是指个体感知到的,自己能有意识地控制预期结果的程度。人类天生具有控制周边环境的心理需求,失去控制感会让人感到紧张、焦虑。在医院环境下,患者需要按照就诊流程,被动地接受医疗检查、处置、等候结果,一定程度上降低了环境控制感。因此,提高患者对环境的可控感十分重要。在支持设计理论中,Ulrich 将知觉控制(sense of control)作为提高患者压力恢复水平的方式之一,而 Malkin 也在其著作中强调了控制感对缓解患者压力水平的重要作用。

提升患者对周边环境的视觉感知能力是提高患者控制感的方式之一。一方面,在进行室内空间组织时,应尽量扩大患者的视野范围,减少视线死角。在走廊转弯处等存在视野遮挡的地方,可以通过设置球面镜等方式,延伸患者的视野范围。另一方面,被注视的感受也会降低个体对环境的领域感与控制感。Carpman 就曾提出在医院环境中,患者更喜欢成为观察者而非被观察者。因此,在设计患者聚集的环境区域时,需要对患者的视线角度进行精心设计,应尽量将患者视线导向外部,减少彼此之间注视发生的可能。例如,梅奥医院采用下沉景观庭园作为患者休息空间,通过高差减少外部视线干扰,为患者提供了一个半围合的休息空间(图 5-14)。

除了优化患者视觉感知外,还可提高患者对私人与半私人环境的实际控制程度来提高其控制感。例如,在病房设计中,可以在患者触手可及之处设置照明控制器,以方便患者自主调节灯光明暗,或在多人病房中设置遮光帘。国外的一些医院甚至允许患者对自己所在的病房进行一定的个性化布置,如摆放照片、装饰画等。实证研究显示,这些细节设计的改变能够显著提高患者的就诊体验,提高其环境控制感与压力恢复水平。

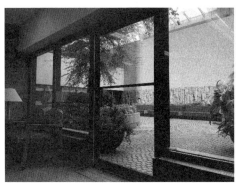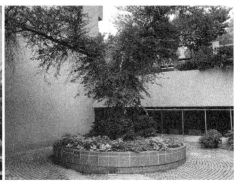

图 5-14　梅奥医院的下沉景观庭园

5.2.2　环境知觉的主动调节

(1)适度知觉刺激。

此次研究发现室内环境对患者压力恢复的影响并非呈线性关系,而是普遍存在一定的适度刺激范围。在针对环境照度及室内声压级的实验中,实验结果表明环境刺激强弱与患者压力恢复水平呈现倒 U 形关系,过强或过弱的知觉刺激均不利于患者压力恢复。在针对空间围透度与景观自然度的实验中,环境刺激则存在一定的影响阈值,当刺激水平超过影响阈值时,环境要素的压力恢复效用趋于平缓。

环境心理学认为,外部环境对个体的刺激存在最佳适应性水平,当所在环境的知觉刺激处于最佳适应性水平时,个体对环境的心理与生理反馈更加积极,相关研究结果证明了适度刺激的影响规律。例如,Imamoglu 的研究发现,受访者对中等复杂度的建筑立面形式的语义评价分数最高。Lindal 等人的研究发现,居住区外观形态的熵值显著影响了使用者对环境复愈性的评分。此次研究结果表明适度刺激理论也适用于环境对压力恢复的影响。另外,环境知觉的刺激水平不仅由刺激强度决定,还受到刺激的变化性与规律性影响,三者共同决定了个体在环境中的最佳适应水平。Kaplan 在环境偏好模型中提出,富于变化的环境让使用者产生探索的兴趣,而规律性则让环境变得易于理解,过于简单或毫无规律的环境刺激都会使环境失去吸引力。总而言之,在医院建筑中,需要通过室内环境设计手段,实现对知觉刺激水平的有效控制,使之处于患者的最佳适应范围,以提高患者的压力恢复水平。环境压力适应模型如图 5-15所示。

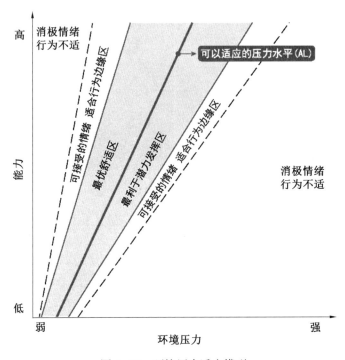

图 5-15　环境压力适应模型

(2)提高寻路(wayfinding)效率。

与一般公共建筑相比,医院建筑的使用流程更加复杂,患者需要完成分诊、挂号、候诊、问诊、缴费、检验、复诊等一系列流程。面对复杂的内部功能和流线,患者可能会难以识别空间方位,从而增加心理压力和焦虑感。Carpman 认为,医院中交通组织的问题会造成大量的潜在负面影响,而设计师通常没有意识到这些负面影响是由交通组织(或者寻路系统)造成的。例如,患者会因为大量的穿行导致疲惫,复杂的交通系统可能会导致患者产生无助与焦虑感。此外,日趋复杂的交通组织不仅会增加患者的心理压力,也会降低医护人员的工作效率,增加医院的潜在运营成本。佐治亚理工学院的一份报告显示,医院每年会因交通系统混乱造成 22 万美元以上的额外花费,并占用员工共计 4 500 h的工作时间。

医院可以通过提供文字、标志、地图等信息,来为患者提供方向、位置、区域的环境信息。虽然这在一定程度上可以帮助使用者提高寻路准确性,但是,随着医院建筑规模扩大及内部功能日益复杂,需要患者识别有效环境信息,并有效排除干扰信息。患者需要完成更加复杂的寻路行为。当患者接收的外部信息超过信息处理能力时,患者会因为信息过载而形成认知负荷,超出患者的刺激适应范围,不利于患者压力恢复。在医院环境设计中,可以从以下方面提高患者的寻路效率。

第一,减少冗余环境信息,即减少医院室内的非必要环境信息的输入,为患者提供具有明确性甚至唯一性的环境信息,减少患者对环境信息进行主动筛选与判读的次数。例如,减少室内环境的岔路与转弯,使患者不需要调动过多的认知就能完成寻路行为。另外,还需要注意控制视觉信息的图底关系,尤其是在医院走廊、分诊大厅等人流量较大的空间中,避免使用视觉干扰性强的装饰图案或墙面背景,保证患者及时、准确地获得关键环境信息。

第二,强化关系环境信息。研究显示,通过界面装饰和色彩变化,能够在视觉上强化空间区域划分,进而提升患者的寻路效率(图 5-16)。因此,在医院环境设计中,可以应用环境复愈理论的"兼容"原理,通过调动患者的阈下知觉(而非主动认知),让空间具有一定的"自明性"。与文字信息相比,个体对色彩和图形信息更加敏感。因此,可以通过色彩、材质、光照对比,对电梯口、问讯处、导诊台、护士站等重要空间节点及室内导视牌、科室名称等关键环境信息源进行强调。此外,还可以通过植入空间节点的方式,增强使用者的空间印象。

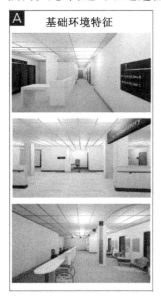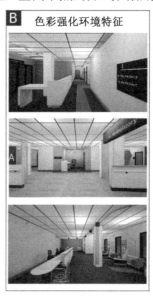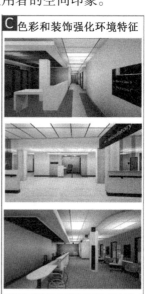

图 5-16　环境特征对寻路效率的影响

第三,提高环境信息的规律性,即通过提高患者的环境信息处理效率,来降低患者的认知负荷。这就需要建立具有明确层级关系的医院室内空间结构,有助于患者处理并记忆相关环境信息。通过医院街组织交通是帮助使用者建立清晰的空间结构的方法。图 5-17 为伊拉斯姆斯大学医学中心。

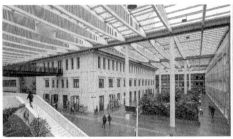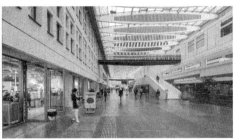

图 5-17　伊拉斯姆斯大学医学中心

　　空间导视系统是辅助寻路行为的关键,设计师需要按照一套清晰的分类逻辑,运用数字编码、情景主题、色彩模式等,对室内环境信息进行编码和呈现,以降低环境信息的处理难度;也可以通过叙事化设计手段,将空间信息与视觉要素联系起来,增加环境的信息记忆点。例如,在温哥华 BC 省妇女儿童医院(图5-18),ZGF 建筑事务所为医院各类功能分区设置了一种原生动物和主题颜色,通过图示化的方式传达环境信息,减少患者的知觉负荷。

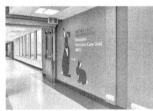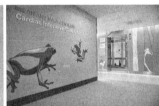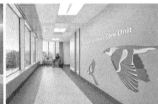

图 5-18　温哥华 BC 省妇女儿童医院

(3)增加艺术要素。

　　在环境知觉调节上,除了减少患者的知觉负荷之外,还需要对室内环境中的不良刺激进行正向转移(positive distraction)。正向转移是 Ulrich 在支持性设计理论中提出的重要概念,指的是在医院室内环境中,通过引入特定环境要素,将患者的知觉从负面刺激转移至具有积极意向的环境要素上,进而缓解患者的压力反应。Lewis 认为正向转移本质上是一种对原有知觉的掩蔽,即通过患者更感兴趣的正面刺激来阻止负面刺激的输入。

　　在医院室内环境中布置艺术品是一种有效的正向转移方式。在医院中设置艺术品的传统可以追溯到 14 世纪。近年来,随着循证设计理念的提出,医院中的艺术要素开始由传统的“为艺术而艺术(art for art's sake)”转变为追求疗愈效果。艺术品不仅可以增添医院环境的艺术气息,还能吸引患者驻足欣赏,引起观赏者的深层审美趣味,缓解患者的心理压力和焦虑感。

　　大量研究成果表明,医院环境中融入艺术元素可以有效降低患者的心理压力,缓解患者的焦虑感,提升满意度和治疗效果。但是,针对医院中出现的艺术品的主题和表达形式,是否应该具有一定要求,研究者的观点还存在一定差异性。大部分学者认为,医院中艺术元素的主题应该遵循"心理适宜(psychologically appropriate)"标准,尽量选取描述自然风景、家庭生活、积极情绪的主题。抽象画或以超现实为主题的现代艺术品,则可能会对患者的情绪造成负面影响。但是,也有一些研究发现,自然、抽象绘画对患者的疗愈效果并没有显著差别,被认为是负面的图片甚至可以更加显著地缓解疼痛,而患者的个体差异性(如年龄和患病类型)可能是决定艺术疗愈效果的因素之一。

在实践项目中,美国克利夫兰诊所是最早引入艺术品的医院之一。该诊所不仅在医院室内展示绘画、摄影、雕塑等传统艺术作品,还将数字图像、装置艺术等现代艺术形式引入医院室内空间(图 5-19)。经过精心选择的艺术主题与内容不仅为患者带来丰富的知觉体验,还能增加患者治愈疾病的信心,从而实现医院艺术项目策展人 Cohen 所提出的"为治愈而艺术(art for therapeutic bene-fit)"。

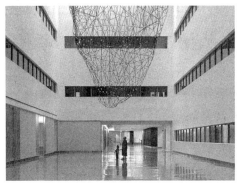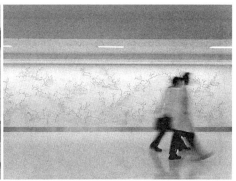

图 5-19 克利夫兰诊所室内艺术品展示

蒙特利尔 CHUM 医疗中心在设计之初,就将 13 个大型艺术品融入中厅、走廊、楼梯等公共空间节点当中,使其艺术品与医院室内空间充分融合,为患者提供充分的知觉正向转移目标(图 5-20)。此外,医院保留了原址两栋历史建筑的立面,延续了历史街区的文脉,还为医院室内增加了独特的艺术质感(图 5-21)。新的 CHUM 医疗项目将有 13 处大规模的艺术作品融入设计。

患者对环境知觉刺激的适应水平具有一定的个体差异性。因此,在对医院环境知觉的调节上,除了可以将室内环境参数设定在患者相对容易接受的范围,还可以提高患者对环境知觉刺激的控制能力。实证研究结果表明,在医院环境中,让患者自主选择所接受的画面、视频、音乐类型,能够进一步改善正向转移的压力恢复效果。如图 5-22 所示,在同济大学郝洛西团队开发的"医用情绪干预媒体界面"中,媒体界面的色彩、图案、亮度等参数均可以调节。通过切换到不同的 LED 界面模式,为患者提供多样化的视知觉正向转移方案。

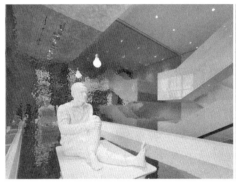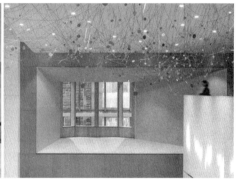

图 5-20　蒙特利尔 CHUM 医疗中心室内艺术品展示

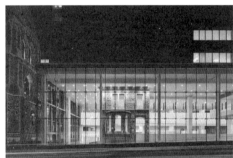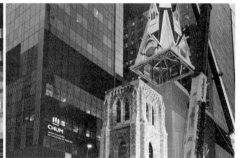

图 5-21　蒙特利尔 CHUM 医疗中心保留街区文化地标

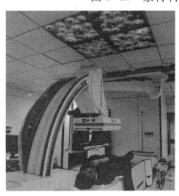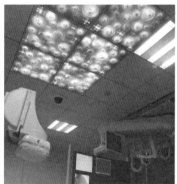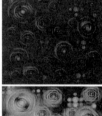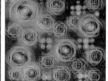

图 5-22　医用情绪干预媒体界面

(4)利用视听交互。

视听环境要素的交互是影响患者压力恢复水平的重要方式。此次实验发现,自然窗景与音乐声环境进行组合时,除了单因素能够各自产生独立影响效果外,两者还能够对患者压力恢复产生新的增益效果。同时,实验还发现,高窗墙比的室内环境能够在一定程度上缓解高声压级噪声对患者压力恢复的不利影响。

视觉与听觉是人类最重要的两种感官知觉,两者关系紧密且均能同时为个体提供时间与空间方面的信息,因此容易通过交互方式对使用者产生影响。在环境设计方面,国内外研究者针对这种现象展开了一系列研究。例如,杨立博的研究发现,在办公空间中,声源类型与环境特征能够对使用者的负面情绪造成显著交互影响;聂文静的研究发现,在不同风格与尺度的步行街道中,使用者对环境噪声的评价存在显著差异性;王学值提出,植物配置模式与声景的交互作用能够影响使用者对植物景观的视觉体验;刘畅的研究发现,候车厅内的声源类型与声压级能够引导使用者的视觉关注,并影响使用者对所在环境的满意度。此次研究证明了在对患者压力恢复性的影响方面,室内视听环境要素也存在显著的交互作用。

视听要素的交互包括"干预"与"协同"两种方式。在视听干预作用方面,认知心理学认为大脑不断接收来自各个感觉器官的刺激信息并做出即时反应,但由于大脑的处理能力有限,因此大脑会主动屏蔽一些低强度或无意义的非必要的信息。在医院室内环境设计中,可以充分利用这一感知特性,通过引入积极的视觉或听觉要素,减少负面刺激对患者压力恢复的不利影响。例如,在声音嘈杂的候诊区内,主动引入绿色植物、室外景观、艺术品等具有吸引力的视觉要素,通过视听交互作用,降低患者对环境噪声的感知水平,从而起到视觉降噪的效果。

视听协同是指积极的视觉与听觉要素能够通过交互作用产生额外的压力恢复效果。近年来的研究通过核磁共振成像技术发现,当个体接受某一物体的视觉刺激时,大脑对该物体的听觉信息的区域也会被激活,表明室内环境中的视觉与听觉要素通过彼此扩散,强化其原本的正面作用。在一定程度上,这就需要室内环境中的视听信息保持一致来加强视听要素的协同作用。例如,在自然性较强的室内环境中,可以采用鸟鸣声等自然背景声。Annerstedt 等人的研究发现,在自然景观中加入溪流声能够激活人体的副交感神经系统,显著改善人体压力反应的恢复效果。另外需要注意的是,在人工性很强的视觉环境中,体验自然属性的听觉要素,可能会导致患者接收的视听信息不一致。"只见其声,未见其形"的体验不利于缓解患者的紧张情绪,甚至会提升患者的压力水平。Kjellgren 等人的研究发现,声音与视觉属性不一致的环境会让参与者产生不真实感与未知感,进而弱化环境的压力恢复效果,甚至增加压力反应的发生风险。

5.2.3　自然要素的合理引入

此次研究结果显示,高自然性、可视性的户外景观及描绘自然风景的界面装饰均有利于患者压力恢复,而景观要素还能通过视听交互作用,强化环境的压力恢复效果。这一定程度上支持了威尔逊所提出的亲生物假说,也表明了自然要素对患者压力恢复的重要作用。因此,在医院室内环境中,可以通过直接引入或间接再现的方式,让患者在室内环境中获得自然相关要素。

(1)引入绿色景观。

此次研究发现,相对于人工景观,在具有自然特征的景观中,患者的心理压力恢复效果更好,但这种压力恢复效果并没有随着景观绿视率提高而呈线性增强。因此,并不能认为自然景观要素"天然地"具有良好的压力恢复效果。在最高自然率窗景下,患者的焦虑感略有提高,而既有研究也表明设计不当的自然景观要素甚至会加剧患者的生理压力反应。

因此,在对医院室外景观要素进行设计时,不应简单地以提高绿视率为目标,而应将自然景观要素作为调节室内环境氛围、改善患者就诊体验的手段。这就需要在综合考量患者行为能力的情况下,通过对景观周围的场地进行设计,使人与自然景观产生互动关系,从而创造一个充满活力的场所。例如,在新加坡邱德拔医院的设计项目中,RMJM 建筑事务所采用绿化走廊将各建筑串联起来,并结合患者行为动线布置自然景观,绿植栽种位置及生长方向经过预先规划,能够保证患者从不同角度观赏景观(图 5-23)。医院的 8 个屋顶花园拥有不同的主题,为患者漫步、交谈、休闲、冥想等行为提供理想场所。医院的部分花园可以种植蔬菜、水果、香料与草药,这为患者提供了亲近自然、消磨时光的机会,作物的生长与收获也增加了患者治愈疾病的信心。

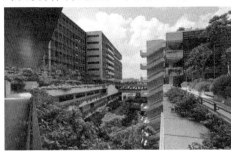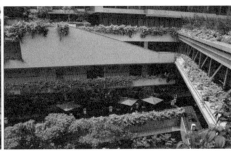

图 5-23　新加坡邱德拔医院的绿化走廊

除了将外部自然景观引入医院室内之外,在缺少外部景观的地区,还可以通过设置绿植、中庭、花园等方式,在建筑内部"植入"自然景观(图 5-24)。室内空间人员密集、流线复杂,因此在布置室内自然景观时,应将患者的行为模式作为切入点。根据空间的使用方式,针对患者行走、停驻、休息、私密交谈、多人交谈等行为,制订相应的医院室内自然景观设计方案。

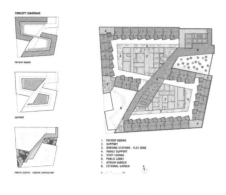
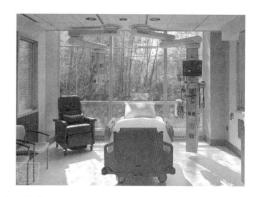

图 5-24　马萨诸塞州综合医院隆德大楼

自然景观的逐时性变化也是需要考虑的因素,相对于终年常绿的树和灌木种类,季相分明的植栽模式能够获得更好的自然性。在拉什大学医学中心大楼的设计中,Perkins+Will 建筑设计事务所对景观植物的种类进行反复比较,最终选取纸桦、山毛榉、番红花等植物搭配形成随季节变化的植栽群落,让不同时节都能产生相对应的景观(图 5-25)。

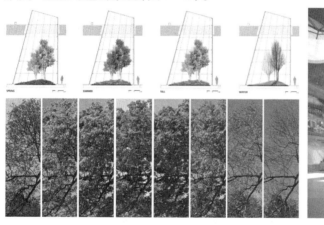
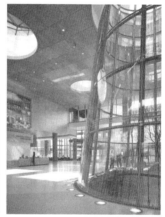

图 5-25　拉什大学医学中心大楼入口大厅绿植景观的季相变化

在医院建筑中,增加开窗面积或外置阳台是引入外部自然景观的最直接的方式。但如前文所述,自然要素对患者的影响机制复杂,并非所有的自然景观都具有压力恢复效果。Ulrich 的研究就表明,在观看视野狭窄的森林后,术后患者生理压力指标并未显著恢复。此次研究结果也表明,过高的绿视率甚至会增加患者的主观焦虑感。因此,需要对自然景观进行主动筛选或修正,使之符合 Kaplan 所提出的景观偏好矩阵。一方面,景观需要具备一定的可探索性,一览无余的草地会让患者失去视觉兴趣焦点,变化丰富的自然景观更有利于患者压力恢复。另一方面,引入的自然景观还需要具有良好的可视性,可以通过增加水平开窗面积等方式,开阔患者的观景视野,并且要避免幽暗的树林或枯木残枝等负面意向对患者压力恢复造成不可预知的负面影响。

　　自然材质也是可以直接引入医院室内的自然要素。其中,木质材料拥有自然丰富的纹理及温暖柔和的触感,与人体具有天然亲近性,因此,被广泛应用于医院室内环境装饰中。例如,在 Umeda 医院中,限研吾引入木质材料装饰医院入口大厅,营造了亲近、舒适的医院室内环境,淡化了患者对医院冰冷、单调的刻板印象(图5-26)。在芝加哥安 & 罗伯特·h.卢瑞(Ann & Robert H Lurie)儿童医院中,建筑师运用樱桃、枫树、白蜡树、胡桃树等多种木质材料,设计了一个可供住院儿童活动与探索的"树屋"(图5-27),并通过真实木质材料的触摸与感受,帮助儿童患者缓解就诊压力。

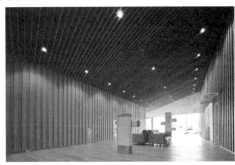

图 5-26　Umeda 医院入口大厅

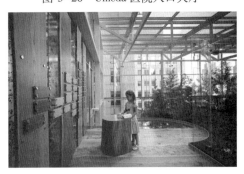

图 5-27　芝加哥安 & 罗伯特·h.卢瑞儿童医院的"树屋"

(2)模拟自然元素。

　　除直接引入自然景观外,在不便引入自然景观或室内花园的区域,也可以通过照片、壁画、LED 屏幕等形式,展示描绘自然景观场景的图像和影像,让患者感受到具有自然属性的视觉与听觉要素(图5-28)。

　　自然要素的压力恢复效果一方面来自人类的亲生物特征,另一方面则来自自然要素有机的形态构成。分形几何就是其中典型的一种自然要素构成规律,

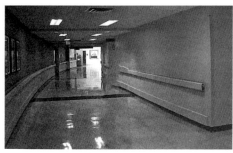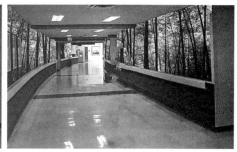

图 5-28　医院室内走廊有、无自然景观要素装饰的对比

树叶的脉络、雪花的结构、贝壳的纹路都属于分形几何图案,表现为一种具有秩序性的复杂自相似形态。近年来,国外研究者通过计算机生成各种不同的分形几何图案,并发现与自然要素特征类似的分形几何逻辑具有更好的生理压力恢复效果。李闽川也提出在建筑中应用分形几何图案能够产生强烈的韵律感,吸引使用者驻足欣赏与探索。因此,在对医院室内环境进行设计时,可以从自然环境中提取出亲自然设计要素,并转化为设计语言应用于医院室内环境。

(3) 提供日光环境。

光环境(包括自然光环境和人造光环境)可以对人的应激机制、生理节律等过程产生重要影响。首先,皮肤通过吸收自然光中的紫外线合成维生素 D,促进骨骼等器官的生长与修复。其次,自然光通过位于下丘脑的非视觉信息的神经通道,刺激松果体产生或抑制褪黑素,改变昼夜节律,调节睡眠和心理状态,以适应外界变化。环境光亮度越高,对于褪黑素分泌的抑制作用越大。最后,自然光还可以通过影响神经递质(血清素)来降低患者的疼痛感。

自然光环境与患者疗愈效果之间具有显著关联性。研究显示,充足的自然光环境可以提高住院患者的满意度,缓解患者的心理压力,减少季节性情绪失调、软骨病,减少镇痛药剂量,提高睡眠质量,缩短住院时间。此外,医院中的自然光环境还能够减少医护人员的工作压力,提高环境满意度与幸福感。

自然光环境的疗愈效果具有明显的个体差异性。例如,在充沛的自然光线环境中,单相抑郁症患者痊愈时间缩短 2.2 d,而双相抑郁症患者痊愈时间缩短3.7 d。与之类似,在自然光线中,女性心肌梗死患者的平均住院时间缩短 1 d,而死亡率减少 4.5% 左右。年龄也是决定光环境疗愈效果的因素,自然光环境下,50 岁以下的术后患者恢复速度更快,镇痛药剂量减少约 20%。

医院建筑设计中,可以通过调整建筑朝向与形态、提高窗地比、设置天窗等方式,提高自然光的室内利用率。这是由于与人工光源相比,自然光源拥有连续均衡的光谱,且波长具有可变性。1 d 之内,由清晨的 400～500 nm 蓝光逐渐过渡到日落时 600～700 nm 橙红色光,能够对患者的昼夜节律、情绪与认知具有良好的调节作用。另外，随着现代医院规模扩大，庞大的建筑体量使得部分区域难以取得自然光照。这种情况下，一方面，可以在室内采用全光谱荧光灯（full-spectrum fluorescent lights）以应对这一问题。另一方面，也可以借助可变光源模拟自然光的变化。例如，ZGF 建筑事务所在费城儿童医院和瑞典巴拉德行为健康中心的设计中，均采用了全天候可渐变的室内光系统，通过模拟的自然光照度和色温变化，调整住院患者的昼夜节律，减少其烦躁感与压力反应，分别如图 5-29、图 5-30 所示。

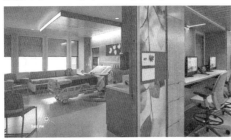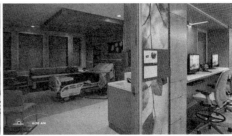

图 5-29　费城儿童医院病房的室内可渐变光系统

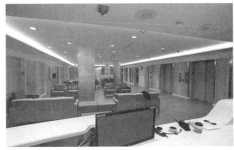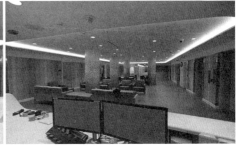

图 5-30　巴拉德行为健康中心候诊区的室内可渐变光系统

参 考 文 献

[1]罗运湖.现代医院建筑设计[M].北京：中国建筑工业出版社，2010.

[2]李海燕.医院建筑公共空间使用者心理需求与设计策略研究[D].北京:清华大学，2006.

[3]张雪飞.医疗建筑的非医疗空间[D].天津:天津大学，2014.

[4]崔轶.人性化的医疗环境设计方法初探[D].南京:东南大学，2004.

[5]王文华.基层照护视角下病人就诊体验评价及与健康自评、满意度的关系研究[D].济南:山东大学，2014.

[6]中华人民共和国卫生部.综合医院建设标准:建标110—2008[M].北京：中国计划出版社，2008.

[7]《健康管理》编辑部.2016年我国卫生和计划生育事业发展统计公报发布[J].健康管理，2017(9):22-30.

[8]李德华，李永莲.人文关怀对改善住院患者体验的调查分析[J].华西医学，2017,32(8):1262-1265.

[9]刘远立，孙静，胡广宇，等.全国改善医疗服务第三方评估调查[J].中华医院管理杂志，2016,32(6):404-409.

[10]刘小莉，胡嫦，黎相麟，等.基于患者角度的某三级甲等公立医院住院患者满意度连续监测分析[J].中国社会医学杂志，2020,37(1):101-104.

[11]《中国数字医学》编辑部.2019年深入落实进一步改善医疗服务行动计划重点工作方案[J].中国数字医学，2019,14(7):63,72,106,117.

[12]刘玉龙.中国近现代医疗建筑的演进:一种人本主义的趋势[D].北京:清华大学，2006.

[13]高行，王珊，王进，等.基于使用者行为心理需求的门诊楼公共空间设计[J].建筑学报，2012(A2):201-204.

[14]张琳梓.综合医院建筑疗愈环境营造优化研究[D].大连:大连理工大学，2015.

[15]李雅娟.综合医院门诊部物理环境现状及优化设计研究[D].北京:北京建筑大学，2013.

[16]王海瑞.综合医院急诊部建筑物理环境现状及控制对策研究[D].北京:北

京建筑大学, 2013.

[17] BATE P, ROBERT G. Bringing user experience to healthcare improvement: The concepts, methods and practices of experience-based design[M]. London: Radcliffe Publishing, 2007.

[18] ULRICH R S, ZIMRING C, ZHU X M. Evidence based design resources for healthcare executives[J]. Healthcare Leadership White Paper Series, 2008,5 (5):1-75.

[19] ULRICH R S, BERRY L L, QUAN X B, et al. A conceptual framework for the domain of evidence-based design[J]. Herd, 2010,4(1):95-114.

[20] 吕志鹏, 朱雪梅. 循证设计的理论研究与实践[J]. 中国医院建筑与装备, 2012,13(10):25-29.

[21] KALANTARI S. Understanding healing environments: Effects of physical environmental stimuli on patients' health and well-being [J]. Herd, 2014, 8 (1):232.

[22] 方圆. 循证设计理论及其在中国医疗建筑领域应用初探[D]. 天津:天津大学, 2014.

[23] 秦鑫. 综合医院候诊区声环境研究[D]. 哈尔滨:哈尔滨工业大学, 2012.

[24] 谢辉, 邓智骁. 基于循证设计的综合医院病房声环境研究:以宜宾市第二人民医院为例[J]. 建筑学报, 2017(9):98-102.

[25] 徐磊青, 杨公侠. 环境心理学[M]. 上海:同济大学出版社, 2002.

[26] KOOLHAAS J M, BARTOLOMUCCI A, BUWALDA B, et al. Stress revisited: A critical evaluation of the stress concept[J]. Neuroscience Biobehavioral Reviews, 2011,35(5):1291-1301.

[27] MCGONIGAL K. The upside of stress: Why stress is good for you, and how to get good at it[M]. London: Penguin, 2016.

[28] PADGETT D A, GLASER R. How stress influences the immune response[J]. Trends in Immunology, 2003,24(8):444-448.

[29] STERNBERG E M. The balance within: The science connecting health and emotions[M]. London: Macmillan, 2001.

[30] COHEN S, TYRRELL D A, SMITH A P. Psychological stress and susceptibility to the common cold[J]. New England Journal Medicine, 1991,325(9):606-612.

[31] MCEWEN B S, STELLAR E. Stress and the individual: mechanisms leading to

disease[J]. Archives of internal medicine, 1993,153(18):2093-2101.

[32]刘新民,程灶火. 医学心理学[M]. 合肥:中国科学技术大学出版社, 2012.

[33]严进,路长林,刘振全. 现代应激理论概述[M]. 北京:科学出版社, 2008.

[34]俞其峰. 三参数人体应激检测系统研究[D]. 杭州:浙江大学, 2012.

[35]CURTIS B M, O'KEEFE J H. Autonomic tone as a cardiovascular risk factor: The dangers of chronic fight or flight[J]. Mayo Clinic Proceedings, 2002,77(1):45-54.

[36]林文娟. 心理神经免疫学研究[J]. 心理科学进展, 2006(4):511-516.

[37]苏彦捷. 环境心理学[M]. 北京:高等教育出版社, 2016.

[38]FELL D R. Wood in the human environment: restorative properties of wood in the built indoor environment[D]. Vancouver: The University of British Columbia, 2010.

[39]ALVARSSON J J, WIENS S, NILSSON E M. Stress recovery during exposure to nature sound and environmental noise[J]. International Journal of Environmental Research Public Health, 2010,7(3):1036-1046.

[40]FICH L B, JÖNSSON P, KIRKEGAARD P H, et al. Can architectural design alter the physiological reaction to psychosocial stress? A virtual TSST experiment[J]. Physiology & Behavior, 2014(135):91-97.

[41]LI D, SULLIVAN W C. Impact of views to school landscapes on recovery from stress and mental fatigue[J]. Landscape and Urban Planning, 2016(148):149-158.

[42]吴婧. 室内空气流速与人体舒适及生理应激关系研究[D]. 重庆:重庆大学, 2005.

[43]王娇琳. 环境噪声应激对人体生理心理影响的实验室研究[D]. 重庆:重庆大学, 2006.

[44]兰丽. 室内环境对人员工作效率影响机理与评价研究[D]. 上海:上海交通大学, 2010.

[45]李训智. 基于瞬变应激理论的工厂休憩场所设计策略研究[D]. 重庆:重庆大学, 2015.

[46]郑国忠. 高温高湿环境下相关人群的生理应激响应研究[D]. 天津:天津大学, 2013.

[47]DEVLIN A S. Environmental psychology and human well-being: Effects of built

and natural settings[M]. New York: Academic Press, 2018.

[48] LAWTON M P, SIMON B. The ecology of social relationships in housing for the elderly[J]. Gerontologist, 1968,8(2):108-115.

[49] BURGE P S. Sick building syndrome[J]. Occup Environ Med, 2004,61(2): 185-190.

[50] 张颀, 徐虹, 黄琼. 人与建筑环境关系相关研究综述[J]. 建筑学报, 2016 (2):118-124.

[51] KIECOLT-GLASER J K, PAGE G G, MARUCHA P T, et al. Psychological influences on surgical recovery: Perspectives from psychoneuroimmunology[J]. American Psychologist, 1998,53(11):1209-1218.

[52] BROADBENT E, PETRIE K J, ALLEY P G, et al. Psychological stress impairs early wound repair following surgery[J]. Psychosomatic Medicine, 2003,65(5):865-869.

[53] CARPMAN J R. Influencing design decisions: An analysis of the impact of the patient and visitor participation project on the university of Michigan replacement hospital program[D]. Ann Arbor: University of Michigan, 1983.

[54] VOLICER B J, BOHANNON M W. A hospital stress rating scale[J]. Nursing Research, 1975,24(5):352-359.

[55] BERTILSSON J, NIEHORSTER D C, FREDRIKSSON P J, et al. Stress levels escalate when repeatedly performing tasks involving threats[J]. Frontiers in Public Health, 2005(10):1562-1571.

[56] LAZARUS R S. Progress on a cognitive-motivational-relational theory of emotion[J]. American Psychologist, 1991,46(8):819-834.

[57] LARSEN L S, LARSEN B H, BIRKELUND R. A companionship between strangers - the hospital environment as a challenge in patient-patient interaction in oncology wards[J]. Journal of Advanced Nursing, 2014,70(2): 395-404.

[58] ANDRADE C C, DEVLIN A S. Stress reduction in the hospital room: Applying Ulrich's theory of supportive design[J]. Journal of Environmental Psychology, 2015(41):125-134.

[59] HIETANEN J K, KORPELA K M. Do both negative and positive environmental scenes elicit rapid affective processing? [J]. Environment & Behavior, 2004,

36(4):558-577.

[60]TWOMBLY R C. Frederick Law Olmsted: essential texts[M]. 1st ed. New York: W.W. Norton, 2010.

[61]徐磊青. 恢复性环境、健康和绿色城市主义[J]. 南方建筑, 2016(3): 101-107.

[62]KAPLAN S, TALBOT J F. Psychological benefits of a wilderness experience [M]. Berlin: Springer, 1983.

[63]HARTIG T, EVANS G W, JAMNER L D, et al. Tracking restoration in natural and urban field settings[J]. Journal of Environmental Psychology, 2003, 23 (2):109-123.

[64]苏谦, 辛自强. 恢复性环境研究:理论、方法与进展[J]. 心理科学进展, 2010, 18(1):177-184.

[65]BAR M, NETA M. Visual elements of subjective preference modulate amygdala activation[J]. Neuropsychologia, 2007, 45(10):2191-2200.

[66]KAPLAN S. The restorative benefits of nature: Toward an integrative framework [J]. Journal of Environmental Psychology, 1995, 15(3):169-182.

[67]陈筝, SEBASTIAN S, 吴杭彬, 等. 面向城市设计的环境实景感知实证研究[J]. 南方建筑, 2016(4):10-14.

[68]HARTIG T, KORPELA K, EVANS G W, et al. A measure of restorative quality in environments[J]. Scandinavian Housing and Planning Research, 1997, 14(4):175-194.

[69]JOYE Y, BERG A V D. Is love for green in our genes? A critical analysis of evolutionary assumptions in restorative environments research[J]. Urban Forestry & Urban Greening, 2011, 10(4):261-268.

[70]ABBOUSHI B, ELZEYADI I, TAYLOR R, et al. Fractals in architecture: The visual interest, preference, and mood response to projected fractal light patterns in interior spaces[J]. Journal of Environmental Psychology, 2019 (61):57-70.

[71]ZUO Y, YANG G, KWON E, et al. Long-term sensory deprivation prevents dendritic spine loss in primary somatosensory cortex[J]. Nature, 2005(436): 261-265.

[72]ULRICH R S. Effects of interior design on wellness: Theory and recent

scientific research[J]. Journal Health Care Interior Design, 1991(3):97-109.

[73]STEPTOE A E, APPELS A E. Stress, personal control and health[M]. New York: John Wiley & Sons, 1989.

[74]UCHINO B N. Understanding the links between social support and physical health: A life-span perspective with emphasis on the separability of perceived and received support[J]. Perspectives on Psychological Science, 2009,4(3):236.

[75]SPIEGEL D, KRAEMER H, BLOOM J, et al. Effect of psychosocial treatment on survival of patients with metastatic breast cancer[J]. The Lancet, 1989,334(8668):888-891.

[76]URLICH R, ZIMRING C, QUAN X. The role of the physical environment in the hospital of the 21st century[M]. California: Center for Health Design, 2004.

[77]LEATHER P, BEALE D, SANTOS A, et al. Outcomes of environmental appraisal of different hospital waiting areas[J]. Environment and Behavior, 2003,35(6):842-869.

[78]RABIN B. From psychoneuroimmunology to psychoneuroarchitecture: Healthcare design conference[C]. Houston, 2004.

[79]DEVLIN A S. Mind and maze: Spatial cognition and environmental behavior[M]. New York: Praeger Publishers, 2001.

[80]DEVLIN A S, ANDRADE C C, CARVALHO D. Qualities of inpatient hospital rooms: Patients' perspectives[J]. HERD, 2016,9(3):190-211.

[81]ANDRADE C C, DEVLIN A S. Who wants control in the hospital room? Environmental control, desirability of control and stress[J]. Psyecology, 2016,7(3):236-261.

[82]DOHERTY C, STAVROPOULOU C. Patients' willingness and ability to participate actively in the reduction of clinical errors: A systematic literature review[J]. Social Science & Medicine, 2012,75(2):257-263.

[83]FIRTH K, SMITH K, SAKALLARIS B R,et al. Healing, a concept analysis[J]. Global Advances in Health & Medicine, 2015,4(6):44.

[84]VERDERBER S F. Innovations in hospital architecture[M]. London: Routledge, 2010.

［85］FANI V, ARTEMIS K. An overview of healing environments［J］. World Hospi-
　　　tals & Health Services the Official Journal of the International Hospital Federa-
　　　tion, 2010,46(2):27-30.

［86］STERNBERG E M. Healing spaces: The science of place and well-being［M］.
　　　Cambridge: Harvard University Press, 2009.

［87］GESLER W M. Healing places［M］. New York: Rowman & Littlefield Publish-
　　　ers, 2003.

［88］DAVIES R. "Notes on nursing: What it is and what it is not". (1860): By
　　　Florence Nightingale［J］. Nurse Education Today, 2012,32(6):624-626.

［89］格伦. 中西方疗愈环境概述［J］. 中国医院建筑与装备, 2013,14(5):
　　　25-28.

［90］MORAN R, ROBERT A, PASCAL P. Building for people in hospitals:
　　　Workers and consumers［M］. Dublin: European Foundation for the Improve-
　　　ment of Living and Working Conditions, 1990.

［91］SCHOMAKER M Z, BAIER S. Bed number ten［M］. 1st ed. New York: Holt,
　　　Rinehart and Winston, 1986.

［92］郝晓赛. 构筑建筑与社会需求的桥梁:英国现代医院建筑设计研究回顾
　　　(二)［J］. 世界建筑, 2012(2):108-113.

［93］NOBLE A, DIXON R. Ward evaluation: St Thomas' Hospital［M］. London:
　　　Polytechnic of North London, 1977.

［94］FRAMPTON S B, GUASTELLO S. Putting patients first: Patient-centered
　　　care: more than the sum of its parts［J］. American Journal of Nursing, 2010,
　　　110(9):49-53.

［95］MALKIN J. The business case for creating a healing environment［J］. Center
　　　for Health Design Business Briefing: Hospital Engineering & Facilities Manage-
　　　ment, 2003(1):1-5.

［96］STONE S. A retrospective evaluation of the impact of the Planetree patient-cen-
　　　tered model of care on inpatient quality outcomes［J］. HERD, 2008,1(4):
　　　55-69.

［97］IYENDO T O, UWAJEH P C, IKENNA E S. The therapeutic impacts of envi-
　　　ronmental design interventions on wellness in clinical settings: A narrative re-
　　　view［J］. Complementary Therapies Clinical Practice, 2016(24):174-188.

[98] WILLIAMS M A. Executive forum: design for therapeutic outcomes[J]. Journal of Healthcare Design, 1992(4):35-41.

[99] ULRICH R S. View through a window may influence recovery from surgery[J]. Science, 1984,224(4647):420-421.

[100] WALCH J M, RABIN B S, DAY R, et al. The effect of sunlight on postoperative analgesic medication use: A prospective study of patients undergoing spinal surgery[J]. Psychosomatic Medicine, 2005,67(1):156-163.

[101] BEUKEBOOM C J, LANGEVELD D, TANJA-DIJKSTRA K. Stress-reducing effects of real and artificial nature in a hospital waiting room[J]. The Journal of Alternative and Complementary Medicine, 2012,18(4):329-333.

[102] PARK S H, MATTSON R H. Ornamental indoor plants in hospital rooms enhanced health outcomes of patients recovering from surgery[J]. Journal of Alternative and Complementary Medicine, 2009,15(9):975-980.

[103] RUBIN H R, OWENS A J, GOLDEN G. An investigation to determine whether the built environment affects patients' medical outcomes[M]. Martinez: The Center for Health Design, 1998.

[104] DIJKSTRA K, PIETERSE M, PRUYN A. Physical environmental stimuli that turn healthcare facilities into healing environments through psychologically mediated effects: systematic review[J]. Journal of Advanced Nursing, 2006,56 (2):166-181.

[105] RASHID M, ZIMRING C. A review of the empirical literature on the relationships between indoor environment and stress in health care and office settings: Problems and prospects of sharing evidence[J]. Environment and Behavior, 2008,40(2):151-190.

[106] LAURSEN J, DANIELSEN A, ROSENBERG J. Effects of environmental design on patient outcome: A systematic review[J]. HERD, 2014,7(4): 108-119.

[107] WILSON C, BUNGAY H, MUNN-GIDDINGS C, et al. Healthcare professionals' perceptions of the value and impact of the arts in healthcare settings: A critical review of the literature[J]. International Journal of Nursing Studies, 2016(56):90-101.

[108] QUAN X, JOSEPH A, ENSIGN J C. Impact of imaging room environment:

staff job stress and satisfaction, patient satisfaction, and willingness to recommend[J]. HERD, 2012,5(2):61-79.

[109]PATTERSON E S, LAVENDER S A, SOMMERICH C M, et al. A grounded theoretical analysis of room elements desired by family members and visitors of hospitalized patients: Implications for medical/surgical hospital patient room design[J]. HERD, 2019,12(1):124-144.

[110]ULRICH R S, BOGREN L, GARDINER S K, et al. Psychiatric ward design can reduce aggressive behavior[J]. Journal of Environmental Psychology, 2018(57):53-66.

[111]蔡德勒,张神树. 医疗科技的进步,医院的可变性和健康的环境[J]. 世界建筑, 2002(4):31-32.

[112]晁军,刘德明. 走向生态自然观的医院建筑康复环境[J]. 华中建筑, 2008(5):80-83.

[113]王晓博. 以医疗机构外部环境为重点的康复性景观研究[D]. 北京:北京林业大学, 2012.

[114]申于平. 中德现代医院疗愈环境设计比较研究[D]. 西安:西安建筑科技大学, 2015.

[115]唐茜嵘,成卓. 疗愈环境在美国医院设计中的应用[J]. 城市建筑, 2013(11):20-23.

[116]姜倩. 大型综合性医院外环境康复支持性评价及设计研究[D]. 上海:上海交通大学, 2012.

[117]王雪峰. "疗愈环境"在医院公共空间中的设计应用研究[D]. 重庆:西南大学, 2017.

[118]刘博新. 面向中国老年人的康复景观循证设计研究[D]. 北京:清华大学, 2015.

[119]华东建筑集团股份有限公司. 治愈空间:医疗建筑设计[M]. 上海:同济大学出版社, 2016.

[120]马晓欢,关红,张来军. 重症监护病房病人环境压力源感知程度及影响因素[J]. 护理研究, 2017,31(33):4298-4301.

[121]马晓欢,关红,袁媛. 重症监护病房环境压力源研究进展[J]. 中国临床护理, 2018,10(4):360-363.

[122]REAL E, ARCE C, SABUCEDO J M. Classification of landscapes using

quantitative and categorical data, and prediction of their scenic beauty in north-western Spain[J]. Journal of Environmental Psychology, 2000,20(4): 355-373.

[123]徐虹. 公共建筑室内环境综合感知及行为影响研究[D]. 天津:天津大学, 2017.

[124]STAMPS A E. Evaluating spaciousness in static and dynamic media[J]. Design Studies, 2007,28(5):535-557.

[125]ANNERSTEDT M, JÖNSSON P, WALLERGARD M, et al. Inducing physiological stress recovery with sounds of nature in a virtual reality forest—Results from a pilot study[J]. Physiology & Behavior, 2013(118):240-250.

[126]CHAMILOTHORI K, CHINAZZO G, RODRIGUES J, et al. Subjective and physiological responses to façade and sunlight pattern geometry in virtual reality[J]. Building and Environment, 2019(150):144-155.

[127]DALKE H, LITTLE J, NIEMANN E, et al. Colour and lighting in hospital design[J]. Optics & Laser Technology, 2006,38(4):343-365.

[128]ANTONOVSKY A. Unraveling the mystery of health: How people manage stress and stay well[J]. Journal of Nervous & Mental Disease, 1987,177 (7):439-440.

[129]MASANOTTI G M, PAOLUCCI S, ABBAFATI E, et al. Sense of coherence in nurses: A systematic review[J]. International Journal Environmental Research and Public Health, 2020,17(6):1-25.

[130]DIJKSTRA K, PIETERSE M E, Pruyn A T H. Individual differences in reactions towards color in simulated healthcare environments: The role of stimulus screening ability[J]. Journal of Environmental Psychology, 2008,28(3): 268-277.

[131]NIELSEN J, LEVY J. Measuring usability: preference vs. performance[J]. Communications of the ACM, 1994,37(4):66-75.

[132]ANDRADE C C, LIMA M L, DEVLIN A S. Is it the place or the people? Disentangling the effects of hospitals' physical and social environments on well-being[J]. Environment & Behavior, 2014,48(2):299-323.

[133]杨静. 应激环境中声音和色彩对操作者影响的研究[D]. 哈尔滨:哈尔滨工业大学, 2011.

[134]李永强. 高温劳动环境人体热应激的动态预测(中等劳动代谢率以上)[D]. 重庆:重庆大学, 2016.

[135]DIJKSTRA K, PIETERSE M E, PRUYN A. Stress-reducing effects of indoor plants in the built healthcare environment: The mediating role of perceived attractiveness[J]. Preventive Medicine, 2008,47(3):279-283.

[136]NEJATI A, RODIEK S, SHEPLEY M. Using visual simulation to evaluate restorative qualities of access to nature in hospital staff break areas[J]. Landscape and Urban Planning, 2016(148):132-138.

[137]WANG X X, RODIEK S, WU C Z, et al. Stress recovery and restorative effects of viewing different urban park scenes in Shanghai, China[J]. Urban Forestry & Urban Greening, 2016(15):112-122.

[138]JIANG B, CHANG C Y, SULLIVAN W C. A dose of nature: Tree cover, stress reduction, and gender differences[J]. Landscape and Urban Planning, 2014(132):26-36.

[139]STAMPS A E. Simulation effects on environmental preference[J]. Journal of Environmental Management, 1993,38(2):115-132.

[140]ROUTHIEAUX R L, TANSIK D A. The benefits of music in hospital waiting rooms[J]. Health Care Supervisor, 1997,16(2):31-40.

[141]CHAMILOTHORI K, WIENOLD J, ANDERSEN M. Adequacy of immersive virtual reality for the perception of daylit spaces: Comparison of real and virtual environments[J]. Leukos, 2019,15(2-3):203-226.

[142]李琦. 基于虚拟现实视听技术公共空间语言交谈私密性研究[D]. 哈尔滨:哈尔滨工业大学, 2018.

[143]HEYDARIAN A, CARNEIRO J P, GERBER D, et al. Immersive virtual environments versus physical built environments: A benchmarking study for building design and user-built environment explorations[J]. Automation in Construction, 2015(54):116-126.

[144]YIN J, ZHU S H, MACNAUGHTON P, et al. Physiological and cognitive performance of exposure to biophilic indoor environment[J]. Building and Environment, 2018(132):255-262.

[145]陈娜,蒋正彪,李新建,等. 虚拟火灾场景构建及个体应激生理反应测评[J]. 消防科学与技术, 2018,37(5):698-702.

[146]段海军,王雪微,王博韬,等. 急性应激:诱发范式、测量指标及效果分析[J]. 心理科学进展, 2017,25(10):1780-1790.

[147]QUAEDFLIEG C W E M, MEYER T, SMULDERS F T Y, et al. The functional role of individual-alpha based frontal asymmetry in stress responding[J]. Biological Psychology, 2015(104):75-81.

[148]李昕,张云鹏,李红红,等. 针对个体差异的心理压力评估[J]. 中国生物医学工程学报, 2014,33(1):45-50.

[149]VERMEEREN A, LAW L C, ROTO V. User experience evaluation methods: Current state and development needs[R]. Iceland:Proceedings of the 6th Nordic conference on human-computer interaction, 2010.

[150]GLASER R , KIECOLT-GLASER J. How stress damages immune system and health[J]. Discovery Medicine, 2005,5(26):165-169.

[151]HSIAO F H, YANG T T, HO R T H, et al. The self-perceived symptom distress and health-related conditions associated with morning to evening diurnal cortisol patterns in outpatients with major depressive disorder[J]. Psychoneuroendocrinology, 2010,35(4):503-515.

[152]周维. 基于三个生理参数的应激状态检测[D]. 杭州:浙江大学, 2013.

[153]陈筝,刘颂. 基于可穿戴传感器的实时环境情绪感受评价[J]. 中国园林, 2018,34(3):12-17.

[154]PARSONS R, TASSINARY L G, ULRICH R S, et al. The view from the road: Implications for stress recovery and immunization[J]. Journal of Environmental Psychology, 1998,18(2):113-140.

[155]TAYLOR R P. Reduction of physiological stress using fractal art and architecture[J]. LEONARDO, 2006,39(3):245-251.

[156]LIN H P, LIN H Y, LIN W L, et al. Effects of stress, depression, and their interaction on heart rate, skin conductance, finger temperature, and respiratory rate: sympathetic-parasympathetic hypothesis of stress and depression[J]. Journal of Clinical Psychology, 2011,67(10):1080-1091.

[157]MORITZ G, PETER W. Objective measures of emotion during virtual walks through urban environments[J]. Applied Sciences, 2011,1(1):1-11.

[158]SUPLICZ S, IZSO L, LANG E, et al. Psychophysiological, performance and subjective Correlates of different lighting conditions[J]. Lighting Research &

Technology, 2009,41(4):349-360.

[159]BIDWELL J, KHUWATSAMRIT T, ASKEW B, et al. Seizure reporting technologies for epilepsy treatment: A review of clinical information needs and supporting technologies[J]. Seizure, 2015(32):109-117.

[160]孟凡淞. 应激场景下驾驶人生理特性分析[D]. 长春:吉林大学, 2018.

[161]张圆. 城市公共开放空间声景的恢复性效应研究[D]. 哈尔滨:哈尔滨工业大学, 2016.

[162]石琦. 色彩对汽车驾驶人体疲劳程度影响的研究[D]. 哈尔滨:哈尔滨工业大学, 2010.

[163]MARTEAU T M, BEKKER H. The development of a six-item short-form of the state scale of the Spielberger State-Trait Anxiety Inventory (STAI)[J]. British Journal of Clinical Psychology, 1992,31(3):301-306.

[164]ZIJLSTRA E, HAGEDOORN M, KRIJNEN W P, et al. Motion nature projection reduces patient's psycho-physiological anxiety during CT imaging[J]. Journal of Environmental Psychology, 2017(53):168-176.

[165]BENJAMIN B L. 心理学导论[M]. 吴庆麟,译. 上海:上海人民出版社, 2010.

[166]SOARES A P, PINHEIRO A P, COSTA A, et al. Affective auditory stimuli: Adaptation of the international affective digitized sounds (IADS-2) for European portuguese[J]. Behavior Research Methods, 2013,45(4):1168-1181.

[167]LANG P J. Behavioral treatment and bio-behavioral assessment: Computer applications[J]. Technology in mental health care delivery systems, 1980(1):119-137.

[168]ULRICH R S, SIMONS R F, LOSITO B D, et al. Stress recovery during exposure to natural and urban environments[J]. Journal of Environmental Psychology, 1991,11(3):201-230.

[169]TYRVAINEN L, OJALA A, KORPELA K, et al. The influence of urban green environments on stress relief measures: A field experiment[J]. Journal of Environmental Psychology, 2014(38):1-9.

[170]叶柳红, 武雪迪, 吴建平. 博物馆复愈性量表的修订[J]. 中国健康心理学杂志, 2014,22(4):530-534.

[171]PASINI M, BERTO R, BRONDINO M, et al. How to measure the restorative

quality of environments: The PRS-11 [J]. Procedia - Social and Behavioral Sciences, 2014,159(23):293-297.

[172] HAN K T. A reliable and valid self-rating measure of the restorative quality of natural environments [J]. Landscape and Urban Planning, 2003, 64 (4): 209-232.

[173] HUISMAN E R C M, MORALES E, VAN HOOF J, et al. Healing environment: A review of the impact of physical environmental factors on users [J]. Building and Environment, 2012(58):70-80.

[174] EVANS D. Hierarchy of evidence: A framework for ranking evidence evaluating healthcare interventions [J]. Journal Clinical Nursing, 2003,12(1):77-84.

[175] MIWA Y, HANYU K. The effects of interior design on communication and impressions of a counselor in a counseling room [J]. Environment and Behavior, 2006,38(4):484-502.

[176] DIETTE G B. NOAH L, EDWARD H, et al. Distraction therapy with nature sights and sounds reduces pain during flexible bronchoscopy: A complementary approach to routine analgesia [J]. 2003,123(3):941-948.

[177] MORGAN D L. Focus groups as qualitative research [M]. New York: SAGE Publications, 1988.

[178] SHEPLEY M, WATSON A, PITTS F, et al. Mental and behavioral health environments: critical considerations for facility design [J]. General Hospital Psychiatry, 2016(42):15-21.

[179] WILSON L M. Intensive care delirium. The effect of outside deprivation in a windowless unit [J]. Archives Internal Medicine, 1972,130(2):225-226.

[180] 王雅婷. 度假小木屋居住空间恢复性研究 [D]. 哈尔滨:哈尔滨工业大学, 2018.

[181] HARRIS P B, MCBRIDE G, ROSS C, et al. A place to heal: Environmental sources of satisfaction among hospital patients [J]. Journal of Applied Social Psychology, 2002,32(6):1276-1299.

[182] CARPMAN J R, GRANT M A. Design that cares: Planning health facilities for patients and visitors [M]. New York: Jossey Bass, 2016.

[183] COOPER C, PAYNE R. Causes, coping and consequences of stress at work [M]. New York: John Wiley & Sons, 1994.

[184]TOFLE R B, SCHWARTZ B, YOON S, et al. Color in healthcare environments: A critical review of the research literature[M].Bonita: The Coalition for Health Environments Research, 2003.

[185]ZHANG X, LIAN Z, DING Q. Investigation variance in human psychological responses to wooden indoor environments[J]. Building and Environment, 2016(109):58-67.

[186]晏迪. 养老建筑活动室墙面木材覆盖率受众接受度研究[D]. 哈尔滨:哈尔滨工业大学, 2018.

[187]PATI D, FREIER P, O'BOYLE M, et al. The impact of simulated nature on patient outcomes: A study of photographic sky compositions[J]. HERD, 2016,9(2):36-51.

[188]TSUNETSUGU Y, MIYAZAKI Y, SATO H. Visual effects of interior design in actual-size living rooms on physiological responses[J]. Building and Environment, 2005,40(10):1341-1346.

[189]THOMPSON C W, ROE J, ASPINALL P, et al. More green space is linked to less stress in deprived communities: Evidence from salivary cortisol patterns [J]. Landscape and Urban Planning, 2012,105(3):221-229.

[190]JIANG B, LI D, LARSEN L, et al. A dose-response curve describing the relationship between urban tree cover density and self-reported stress recovery [J]. Environment and Behavior, 2014,48(4):607-629.

[191]SHERMAN S A, VARNI J W, ULRICH R S, et al. Post-occupancy evaluation of healing gardens in a pediatric cancer center[J]. Landscape and Urban Planning, 2005,73(2):167-183.

[192]曾堃, 郝洛西. EEG 作为光与情绪实验方法的探讨:以心内科 CICU 模拟病房白光环境实验为例[J]. 照明工程学报, 2017,28(6):42-47.

[193]居家奇. 照明光生物效应的光谱响应数字化模型研究[D]. 上海:复旦大学, 2011.

[194]MCCLOUGHAN C L B, ASPINALL P A, WEBB R S. The impact of lighting on mood[J]. Lighting Research and Technology, 1999,31(3):81-88.

[195]EDWARDS L, TORCELLINI P A. Literature review of the effects of natural light on building occupants[R]. Golden: National Renewable Energy Laboratory, 2002-07-01.

[196]BOYCE P R, HUNTER C, HOWLETT O. The benefits of daylight through windows[R]. New York: Rensselaer Polytechnic Institute, 2003-09-12.

[197]KÜLLER R. Environmental assessment from a neuropsychological perspective [M]. Oxford: Oxford University Press, 1991.

[198]BAKER C F. Discomfort to environmental noise: Heart rate responses of SICU patients[J]. Critical Care Nursing Quarterly, 1992,15(2):75-90.

[199]LARGO-WIGHT E, O'HARA B K, CHEN W W. The efficacy of a brief nature sound intervention on muscle tension, pulse rate, and self-reported stress: nature contact micro-break in an office or waiting room[J]. HERD, 2016,10(1):45-51.

[200]WANG S M, KULKARNI L, DOLEV J, et al. Music and preoperative anxiety: A randomized, controlled study[J]. Anesthesia Analgesia, 2002,94(6): 1489-1494.

[201]LEE D, HENDERSON A, SHUM D. The effect of music on preprocedure anxiety in Hong Kong Chinese day patients[J]. Journal of Clinical Nursing, 2004,13(3):297-303.

[202]MORRISON W E, HAAS E C, SHAFFNER D H, et al. Noise, stress, and annoyance in a pediatric intensive care unit[J]. Critical Care Medicine, 2003,31(1):113-119.

[203]FERGUSON E, SINGH A P, CUNNINGHAM-SNELL N. Stress and blood donation: Effects of music and previous donation experience[J]. British Journal Psychology, 1997,88(2):277-294.

[204]HAGERMAN I, RASMANIS G, BLOMKVIST V. Influence of intensive coronary care acoustics on the quality of care and physiological states of patients [J]. International Journal of Cardiology, 2005,98(2):267-270.

[205]TOPF M. Stress effects of personal control over hospital noise[J]. Behavioral Medicine, 1992,18(2):84-94.

[206]LEHRNER J, MARWINSKI G, LEHR S, et al. Ambient odors of orange and lavender reduce anxiety and improve mood in a dental office[J]. Physiology and Behavior, 2005,86(1-2):92-95.

[207]LEHRNER J, ECKERSBERGER C, WALLA P, et al. Ambient odor of orange in a dental office reduces anxiety and improves mood in female

patients［J］. Physiology Behavior, 2000,71(1-2):83-86.

［208］白晓霞. 基于医疗安全的医院建筑空间环境风险控制研究［D］. 哈尔滨: 哈尔滨工业大学, 2017.

［209］CHAUDHURY H, MAHMOOD A, VALENTE M. Advantages and disadvantages of single-versus multiple-occupancy rooms in acute care environments: A review and analysis of the literature［J］. Environment and Behavior, 2005,37 (6):760-786.

［210］ROLLINS J A. Evidence-based hospital design improves health care outcomes for patients, families, and staff［J］. Pediatric Nursing, 2004,30(4):338.

［211］DRINKA P J, KRAUSE P, NEST L. Risk of acquiring influenza A in a nursing home from a culture-positive roommate［J］. Journal of the American Geriatrics Society, 2005,53(8):1437.

［212］ZHAN C L, MILLER M R. Excess length of stay, charges, and mortality attributable to medical injuries during hospitalization［J］. JAMA, 2003,290 (14):1868-1874.

［213］BITZAN J E. Emotional bondedness and subjective well-being between nursing home roommates［J］. Journal Gerontological Nursing, 1998,24(9): 8-15.

［214］MARBERRY S O. Improving healthcare with better building design［M］. Chicago: Health Administration Press, 2006.

［215］HARRIS D D. Environmental quality and healing environments: A study of flooring materials in a healthcare telemetry unit［D］. San Antonio: Texas A & M University, 2000.

［216］张姗姗, 周天夫. 医院建筑的情感化设计［J］. 城市建筑, 2017(25): 25-27.

［217］LINEBAUGH K B. A systematic literature review on healing environments in the inpatient health care setting［D］. Tucson: The University of Arizona, 2013.

［218］ARNEILL A B, DEVLIN A S. Perceived quality of care: The influence of the waiting room environment［J］. Journal of Environmental Psychology, 2002,22 (4):345-360.

［219］INGHAM B, SPENCER C. Do comfortable chairs and soft lights in the waiting area really help reduce anxiety and improve the practice's image? ［J］. Health psychology update, 1997(3):17-20.

[220]VIRTANEN M, VAHTERA J, BATTY G D, et al. Overcrowding in psychiatric wards and physical assaults on staff: data-linked longitudinal study [J]. The British Journal of Psychiatry: the Journal of Mental Science, 2011, 198(2):149-155.

[221]邹亚. 基于患者体验的综合医院门诊楼公共空间设计研究[D]. 重庆:重庆大学, 2016.

[222]秦鑫, 康健, 金虹. 综合医院候诊区声环境主观评价研究[J]. 建筑科学, 2011,27(12):53-60.

[223]TANSIK D A, ROUTHIEAUX R. Customer stress-relaxation: The impact of music in a hospital waiting room[J]. International Journal of Service Industry Management, 1999,10(1):68-81.

[224]MUNN Z, JORDAN Z. The patient experience of high technology medical imaging: A systematic review of the qualitative evidence[J]. Radiography, 2011,17(4):323-331.

[225]CARLSSON S, CARLSSON E. "The situation and the uncertainty about the coming result scared me but interaction with the radiographers helped me through": a qualitative study on patients' experiences of magnetic resonance imaging examinations[J]. Journal of Clinical Nursing, 2013, 22(21-22): 3225-3234.

[226]DANTENDORFER K, AMERING M, BANKIER A, et al. A study of the effects of patient anxiety, perceptions and equipment on motion artifacts in magnetic resonance imaging[J]. Magnetic Resonance Imaging, 1997,15(3): 301-306.

[227]HEYER C M, THÜRING J, LEMBURG S P, et al. Anxiety of patients undergoing CT imaging—An underestimated problem? [J]. Academic Radiology, 2015,22(1):105-112.

[228]SHEPLEY M M. Nursing unit configuration and its relationship to noise and nurse walking behavior: An AIDS/HIV unit case study[J]. The American Institute of Architects, 2003(6):12-14.

[229]PATI D, HARVEY T E, REDDEN P, et al. An empirical examination of the impacts of decentralized nursing unit design[J]. HERD, 2015,8(2):56-70.

[230]REAL K, BARDACH S H, BARDACH D R. The role of the built environ-ment: How decentralized nurse stations shape communication, patient care processes, and patient outcomes[J]. Health Communication, 2017,32(12): 1557-1570.

[231]FAY L, CARLL-WHITE A, SCHADLER A, et al. Shifting landscapes: the impact of centralized and decentralized nursing station models on the efficiency of care[J]. HERD, 2017,10(5):80-94.

[232]PATI D, HARVEY T E, THURSTON T. Estimating design impact on waste reduction: Examining decentralized nursing[J]. The Journal Nursing Admin-istration, 2012,42(11):513-518.

[233]HENDRICH A L, FAY J, SORRELLS A K. Effects of acuity-adaptable rooms on flow of patients and delivery of care[J]. American Journal of Critical Care, 2004,13(1):35-45.

[234]SEO H B, CHOI Y S, ZIMRING C. Impact of hospital unit design for patient-centered care on nurses' behavior[J]. Environment & Behavior, 2015(42): 15-21.

[235]RITCHEY T, PATI D. Establishing an acute care nursing bed unit size: Em-ploying a decision matrix framework[J]. HERD, 2008,1(4):122-132.

[236]BAYRAMZADEH S, ALKAZEMI F M. Centralized vs. decentralized nursing stations: An evaluation of the implications of communication technologies in healthcare[J]. HERD, 2014,7(4):62-80.

[237]ZBOROWSKY T, BUNKER-HELLMICH L, MORELLI A, et al. Centralized vs. decentralized nursing stations: Effects on nurses' functional use of space and work environment[J]. HERD, 2010,3(4):19-42.

[238]赵巍. 商业建筑中庭声光环境优化设计研究[D]. 哈尔滨:哈尔滨工业大学, 2016.

[239]彭慧蕴. 社区公园恢复性环境影响机制及空间优化[D]. 重庆:重庆大学, 2017.

[240]徐磊青,孟若希,黄舒晴,等. 疗愈导向的街道设计:基于 VR 实验的探索[J]. 国际城市规划, 2019,34(1):38-45.

[241]吴春蕾,李国宾,梁晨. CIE S 008/E—2001 CIE 标准　室内工作场所的照明(下)[J]. 光源与照明, 2004(3):22-28.

[242]吴春蕾，李国宾，梁晨. CIE S 008/E—2001 CIE 标准　室内工作场所的照明(上)[J]. 光源与照明，2004(2):25-29.

[243]HIDAYETOGLU M L, YILDIRIM K, AKALIN A. The effects of color and light on indoor wayfinding and the evaluation of the perceived environment[J]. Journal of Environmental Psychology, 2012,32(1):50-58.

[244]杨公侠. 视觉与视觉环境[M]. 上海：同济大学出版社，2002.

[245]MLINEK E J, PIERCE J. Confidentiality and privacy breaches in a university hospital emergency department[J]. Academic Emergency Medicine, 1997,12(4):1142-1146.

[246]THORGAARD B, HENRIKSEN B B, PEDERSBAEK G, et al. Specially selected music in the cardiac laboratory—an important tool for improvement of the wellbeing of patients[J]. European Journal of Cardiovascular Nursing, 2004,3(1):21-26.

[247]吴硕贤. 室内声学与环境声学[M]. 广州：广东科技出版社，2003.

[248]HILL J N, LAVELA S L. Noise levels in patient rooms and at nursing stations at three VA medical centers[J]. HERD, 2015,9(1):54-63.

[249]邓智骁. 综合医院病房声环境研究[D]. 重庆：重庆大学，2014.

[250]VARTANIAN O, NAVARRETE G, CHATTERJEE A, et al. Architectural design and the brain：Effects of ceiling height and perceived enclosure on beauty judgments and approach-avoidance decisions[J]. Journal of Environmental Psychology, 2015(41):10-18.

[251]张剑. 广州地区办公建筑开窗使用者行为与主观评价研究[D]. 广州：华南理工大学，2012.

[252]陈菲菲. 基于视觉舒适度评价的天然光环境优化设计研究[D]. 重庆：重庆大学，2013.

[253]CHRISTOFFERSEN J, JOHNSEN K. Windows and daylight—a post-occupancy evaluation of danish offices[C]. New York：Lighting 2000 ILE/CIBSE Joint Conference, 2000.

[254]KÜLLER R, BALLAL S, LAIKE T, et al. The impact of light and colour on psychological mood：a cross-cultural study of indoor work environments[J]. Ergonomics, 2006,49(14):1496-1507.

[255]FEHRMAN K R, FEHRMAN C. Color：The secret influence [M].

Englewood: Prentice Hall, 2000.

[256] WISE B K, WISE J A. The human factors of color in environmental design: A critical review [R]. Washington: National Aeronautics and Space Administration Contractor Report, 1988.

[257] JACOBS K W, SUESS J F. Effects of four psychological primary colors on anxiety state[J]. Perceptual Motor Skills, 1975,41(1):207-210.

[258] MALKIN J. Hospital interior architecture: Creating healing environments for special patient populations[M]. New York: Van Nostrand Reinhold, 1992.

[259] MAHNKE F H. Color, environment, and human response: An Interdisciplinary understanding of color and its use as a beneficial element in the design of the architectural environment [M]. New York: Van Nostrand Reinhold, 1996.

[260] MARBERRY S O. Innovations in healthcare design: Selected presentations from the first five symposia on healthcare design [M]. New York: John Wiley & Sons, 1995.

[261] DIJKSTRA K. Understanding healing environments: Effects of physical environmental stimuli on patients' health and well-being [D]. Enschede: University of Twente, 2009.

[262] KWON J. Cultural meaning of color in healthcare environments: A symbolic interaction approach[D]. Minneapolis: University of Minnesota, 2010.

[263] 赵欢, 吴建平. 城市绿色与灰色空间复愈作用的初步对比研究[J]. 北京林业大学学报(社会科学版), 2011,10(3):46-52.

[264] GIDLOW C J, JONES M V, HURST G, et al. Where to put your best foot forward: Psycho-physiological responses to walking in natural and urban environments[J]. Journal of Environmental Psychology, 2016(45):22-29.

[265] PATI D, HARVEY T E, BARACH P. Relationships between exterior views and nurse stress: an exploratory examination[J]. HERD, 2008,1(2):27-38.

[266] ALEXANDER P N, CRAIG T, ANABLE J, et al. Unearthing the picturesque: The validity of the preference matrix as a measure of landscape aesthetics[J]. Landscape and Urban Planning, 2014(124):1-13.

[267] KELLERT S R, WILSON E O. The biophilia hypothesis[M]. Washington: Island Press, 1993.

[268]李树华,姚亚男,刘畅,等.绿地之于人体健康的功效与机理:绿色医学的提案[J].中国园林,2019,35(6):5-11.

[269]BARTON J L, GLADWELL V F, BROWN D K. Viewing nature scenes positively affects recovery of autonomic function following acute-mental stress[J]. Environmental Science & Technology, 2013,47(11):5562-5569.

[270]KELLERT S R, HEERWAGEN J H, MADOR M L. Biophilic design:The theory, science and practice of bringing buildings to life[M]. New York: John Wiley & Sons, 2011.

[271]刘博新,李树华.康复景观的亲生物设计探析[J].风景园林,2015(5):123-128.

[272]ULRICH R S. Biophilia, biophobia, and natural landscapes[J]. The biophilia hypothesis, 1993(7):73-137.

[273]DE BLOCK A, JOYE Y. "Nature and I are Two":A critical examination of the biophilia hypothesis[J]. Environmental Values, 2011,20(2):189-215.

[274]胡正凡.环境心理学[M].北京:中国建筑工业出版社,2018.

[275]SERESINHE C I, PREIS T, MOAT H S. Quantifying the impact of scenic environments on health[J]. Scientific Reports, 2015(5):1-9.

[276]关杨.重庆地区教室昼间健康照明研究[D].重庆:重庆大学,2017.

[277]KANG S Y, YOUN N, YOON H C. The self-regulatory power of environmental lighting:The effect of illuminance and correlated color temperature [J]. Journal of Environmental Psychology, 2019(62):30-41.

[278]SMOLDERS K C H J, DE KORT Y A W, CLUITMANS P J M. A higher illuminance induces alertness even during office hours:Findings on subjective measures, task performance and heart rate measures[J]. Physiology & Behavior, 2012,107(1):7-16.

[279]严永红,晏宁,关杨,等.光源色温对脑波节律及学习效率的影响[J].土木建筑与环境工程,2012,34(1):76-79.

[280]徐俊丽,郝洛西,崔哲.基于视觉舒适的心内科 CICU 空间光照实验研究:4 000 K 色温条件下照度、照明方式对医患满意度的影响作用[J].照明工程学报,2015,26(6):1-6.

[281]徐俊丽.医院建筑健康光照环境研究:以心血管内科 CICU 病房为例[D].上海:同济大学,2016.

［282］SEUNTIENS P J H, VOGELS IMLC. Atmosphere creation: the relation between atmosphere and light characteristics［C］. Hong Kong: The 6th International Conference on Design and Emotion, 2008.

［283］陈尧东, 崔哲, 郝洛西. 养老空间光照环境对老年人抑郁症的疗愈作用研究进展［J］. 照明工程学报, 2018, 29(6): 21-27.

［284］周茜. 医院声环境控制策略［J］. 中国医院建筑与装备, 2013, 14(5): 38-40.

［285］杨立博. 具有恢复性作用的声音和视觉环境要素分析研究［D］. 天津: 天津大学, 2016.

［286］ALLAOUCHICHE B, DUFLO F, DEBON R, et al. Noise in the postanaesthesia care unit［J］. British Journal of Anaesthesia, 2002, 88(3): 369-373.

［287］孟琪. 地下商业街的声景研究与预测［D］. 哈尔滨: 哈尔滨工业大学, 2010.

［288］HANSELL H N. The behavioral effects of noise on man: The patient with "intensive care unit psychosis"［J］. Heart & Lung, 1984, 13(1): 59-65.

［289］HARRIS R W, REITZ M L. Effects of room reverberation and noise on speech discrimination by the elderly［J］. International Audiology, 1985, 24(5): 319-324.

［290］TOPF M. A framework for research on aversive physical aspects of the environment［J］. Research Nursing & Health, 1984, 7(1): 35-42.

［291］张春阳, 吕俊. 新加坡医疗建筑特色浅析［J］. 世界建筑, 2019(6): 102-105.

［292］LEIBROCK C A, HARRIS D. Design details for health: Making the most of design's healing potential［M］. New York: John Wiley & Sons, 2011.

［293］BOWER G H. Mood and memory［J］. American Psychologist, 1981, 36(2): 129-148.

［294］BLOMKVIST V, ERIKSEN C A, THEORELL T, et al. Acoustics and psychosocial environment in intensive coronary care［J］. Occupational and Environmental Medicine, 2005, 62(3): 1-8.

［295］BERG S. Impact of reduced reverberation time on sound-induced arousals during sleep［J］. Sleep, 2001, 24(3): 289-292.

［296］LAWSON N, THOMPSON K, SAUNDERS G, et al. Sound intensity and

noise evaluation in a critical care unit[J]. American Journal of Critical Care,
2010,19(6):88-98.

[297]LAZARUS H. New methods for describing and assessing direct speech commu-
nication under disturbing conditions[J]. Environment International, 1990,16
(4-6):373-392.

[298]COOKE M, CHABOYER W, HIRATOS M A. Music and its effect on anxiety
in short waiting periods: a critical appraisal[J]. Journal of Clinical Nursing,
2005,14(2):145-155.

[299]GOOD M, ANDERSON G C, AHN S, et al. Relaxation and music reduce
pain following intestinal surgery[J]. Research in Nursing & Health, 2005,28
(3):240-251.

[300]DIETTE G B, LECHTZIN N, HAPONIK E, et al. Distraction therapy with
nature sights and sounds reduces pain during flexible bronchoscopy: A com-
plementary approach to routine analgesia[J]. Chest, 2003,123(3):941-948.

[301]SARKAMO T, TERVANIEMI M, LAITINEN S, et al. Music listening en-
hances cognitive recovery and mood after middle cerebral artery stroke[J].
Brain, 2008,131(3):866-876.

[302]THORGAARD B, HENRIKSEN B B, PEDERSBAEK G, et al. Specially se-
lected music in the cardiac laboratory—an important tool for improvement of
the wellbeing of patients[J]. European Journal of Cardiovascular Nursing,
2004,3(1):21-26.

[303]DAVID M S, GREGORY C T, WILLIAM J C. Sound & vibration 2.0: design
guidelines for health care facilities[M]. Berlin: Springer Science & Business
Media, 2012.

[304]SWAN J E, RICHARDSON L D, HUTTON J D. Do appealing hospital rooms
increase patient evaluations of physicians, nurses, and hospital services?
[J]. Health Care Management Review, 2003,28(3):254-264.

[305]SKINNER E A. A guide to constructs of control[J]. Journal of personality and
social psychology, 1996,71(3):549.

[306]MALKIN J. A visual reference for evidence-based design[M]. Martinez: Cen-
ter for Health Design, 2008.

[307]IMAMOGLU Ç. Complexity, liking and familiarity: architecture and non-ar-

chitecture turkish students' assessments of traditional and modern house facades[J]. Journal of Environmental Psychology, 2000,20(1):5-16.

[308]LINDAL P J, HARTIG T. Architectural variation, building height, and the restorative quality of urban residential streetscapes[J]. Journal of Environmental Psychology, 2013(33):26-36.

[309]WENER R E, KAMINOFF R D. Improving environmental information: Effects of signs on perceived crowding and behavior[J]. Environment and Behavior, 1983,15(1):3-20.

[310]CARPMAN J R, GRANT M A, SIMMONS D. Wayfinding in the hospital environment: The impact of various floor numbering alternatives[J]. Journal of Environmental Systems, 1983,13(4):353-364.

[311]KALANTARI S, TRIPATHI V, ROUNDS J D, et al. Evaluating wayfinding designs in healthcare settings through EEG data and virtual response testing [J]. bioRxiv, 2021(2):1-29.

[312]DEVLIN A S, ARNEILL A B. Health care environments and patient outcomes: A review of the literature[J]. Environment and behavior, 2003,35 (5):665-694.

[313]ANDRADE C C, DEVLIN A S, PEREIRA C R. Do the hospital rooms make a difference for patients' stress? A multilevel analysis of the role of perceived control, positive distraction, and social support[J]. Journal of Environmental Psychology, 2017(53):63-72.

[314]DISE-LEWIS J E. The life events and coping inventory: an assessment of stress in children[J]. Psychosomatic Medicine, 1988,50(5):484-499.

[315]EISEN S L. The healing effects of art in pediatric healthcare: art preferences of healthy children and hospitalized children[D]. Calgary: Texas A & M University, 2007.

[316]ULRICH R S, GIPLIN L. Healing arts: nutrition for the soul[M]. San Francisco: Jossey-Bass, 2003.

[317]DAYKIN N, BYRNE E, SOTERIOU T, et al. The impact of art, design and environment in mental healthcare: a systematic review of the literature[J]. Journal of the Royal Society Promotion of Health, 2008,128(2):85-94.

[318]TREVISANI F, CASADIO R, ROMAGNOLI F, et al. Art in the hospital: its

impact on the feelings and emotional state of patients admitted to an internal medicine unit[J]. Journal of Alternative Complementary Medicine, 2010,16 (8):853-859.

[319]EISEN S L, ULRICH R S, SHEPLEY M M, et al. The stress-reducing effects of art in pediatric health care: art preferences of healthy children and hospitalized children[J]. Journal of Child Health Care, 2008,12(3):173-190.

[320]VINCENT E, BATTISTO D, GRIMES L. The effects of presence and influence in nature images in a simulated hospital patient room[J]. HERD, 2010,3(3):56-69.

[321]NANDA U, CHANAUD C M, BRAWN L, et al. Pediatric art preferences: countering the "one size-fits-all" approach[J]. HERD, 2009,2(4):46-61.

[322]CHERI. 与艺术共生:蒙特利尔 CHUM 医疗中心[J]. 室内设计与装修, 2017(11):38-41.

[323]LABBE E, SCHMIDT N, BABIN J, et al. Coping with stress: the effectiveness of different types of music[J]. Applied Psychophysiology Biofeedback, 2007,32(3-4):163-168.

[324]MCCUSKEY S M. The role of positive distraction in neonatal intensive care unit settings[J]. Journal of Perinatology, 2006,26(S3):S34-S37.

[325]郝洛西, 崔哲, 周娜, 等. 光与健康:面向未来的开拓与创新[J]. 装饰, 2015(3):32-37.

[326]徐俊丽, 郝洛西, 崔哲. 基于健康光环境的 LED 媒体界面在医疗空间的创新应用:以上海市第十人民医院心内科导管手术室为例[J]. 照明工程学报, 2015,26(4):67-71.

[327]聂文静. 视觉因素对环境噪声主观烦恼度影响的研究[D]. 天津:天津大学, 2014.

[328]王学值. 街心公园绿地空间声景观优化研究[D]. 天津:天津大学, 2014.

[329]刘畅. 大型铁路客站候车区视听交互作用的研究[D]. 哈尔滨:哈尔滨工业大学, 2013.

[330]冯婷. 视听交互作用下的注意竞争研究[D]. 上海:上海交通大学, 2009.

[331]EIMER M, VAN VELZEN J. Crossmodal links in spatial attention are mediated by supramodal control processes: Evidence from event-related potentials[J]. Psychophysiology, 2002,39(4):437-449.

[332] 任欣欣. 视听交互作用下的乡村声景研究[D]. 哈尔滨:哈尔滨工业大学, 2016.

[333] BUSSE L, ROBERTS K C, CRIST R E. The spread of attention across modalities and space in a multisensory object[C]. New York: Proceedings of the National Academy of Sciences of the United States of America, 2005.

[334] KJELLGREN A, BUHRKALL H. A comparison of the restorative effect of a natural environment with that of a simulated natural environment[J]. Journal of Environmental Psychology, 2010,30(4):464-472.

[335] 侯彦婷, 王心玥. 新加坡的社区友好型医院:创造一种社区与医院共享的公共空间[J]. 城市建筑, 2018(14):65-66.

[336] 赵丹. 美国芝加哥拉什大学医学中心[J]. 城市建筑, 2013(9):90-99.

[337] 金麦颖, 邝嘉儒. 美国芝加哥皇冠空中花园安 & 罗伯特·卢瑞儿童医院[J]. 风景园林, 2014(2):72-81.

[338] 车文. 室内木质视环境对人体心理生理影响的研究与评价[D]. 哈尔滨:东北林业大学, 2009.

[339] 李闯川. 基于视知觉动力理论的非欧建筑形态审美研究[D]. 南京:东南大学, 2016.

[340] 王茜, 郝洛西, 曾堃. 健康光照环境的研究现状及应用展望[J]. 照明工程学报, 2012,23(3):12-17.

[341] GOLDEN R N, GAYNES B N, EKSTROM R D, et al. The efficacy of light therapy in the treatment of mood disorders: A review and meta-analysis of the evidence[J]. American Journal of Psychiatry, 2005,162(4):656-662.

[342] MALENBAUM S, KEEFE F J, WILLIAMS A C, et al. Pain in its environmental context: Implications for designing environments to enhance pain control[J]. Pain, 2008,134(3):241-244.

[343] SHOCHAT T, MARTIN J, MARLER M, et al. Illumination levels in nursing home patients: effects on sleep and activity rhythms[J]. Journal Sleep Research, 2000,9(4):373-379.

[344] ALIMOGLU M K, DONMEZ L. Daylight exposure and the other predictors of burnout among nurses in a University Hospital[J]. International Journal of Nursing Studies, 2005,42(5):549-555.

[345] LEPPAMAKI S, PARTONEN T, PIIROINEN P, et al. Timed bright-light ex-

posure and complaints related to shift work among women[J]. Scandinavian Journal Work, Environment & Health, 2003,29(1):22-26.

[346]BENEDETTI F, COLOMBO C, BARBINI B, et al. Morning sunlight reduces length of hospitalization in bipolar depression[J]. Journal of Affective Disorders, 2001,62(3):221-223.

[347]BEAUCHEMIN K M, HAYS P. Dying in the dark: Sunshine, gender and outcomes in myocardial infarction[J]. Journal of the Royal Society of Medicine, 1998,91(7):352-354.

[348]ZADEH R S, SHEPLEY M M, WILLIAMS G, et al. The impact of windows and daylight on acute-care nurses' physiological, psychological, and behavioral health[J]. HERD, 2014,7(4):35-61.

[349]JOSEPH A. The impact of light on outcomes in healthcare settings[M]. Martinez: Center for Health Design, 2006.

[350]LIBERMAN J. Light: medicine of the future: how we can use it to heal ourselves now[M]. Rochester: Inner Traditions Bear and Company, 1990.

后 记

在传统的建筑设计观念中，医院往往被视为一个高效运行的"治疗工厂"，医护人员是工厂的"设备"，而患者则是工厂的"产品"。提高空间效率、降低运营成本被认为是医院建筑设计的核心目的。在明尼苏达大学健康设计研究中心学习期间，作者参观了梅奥医院、麻省总医院、芝加哥儿童医院等大量医疗建筑设施。这些医院建筑室内无一例外地充斥着大量的"无用之物"，如景观花园、艺术装置、礼品商店、儿童游乐室、家属陪护区等。这让我从过去所沉迷的"宏大叙事"设计逻辑中抽离出来，开始关注患者视角下的医院室内环境设计，并思考医院室内环境与患者健康的关联性。在此之后，作者历经数年时间，整理医院室内环境的循证设计研究结果，尝试通过实验室研究方法，探索医院室内环境对患者身心压力恢复的影响，并据此提出医院室内环境优化的疗愈方向和疗愈设计策略。环境与健康的关系十分复杂，本书所揭示的内容也只是冰山一角而已，希望能够为设计师和研究者提供一些帮助和启示。

本书的出版离不开众多师长和亲友的帮助。首先，衷心感谢我的导师张姗姗教授多年的培养与关怀。恩师宽广的学术视野、敏捷的思维能力、严谨的治学精神、优雅的处世方式，都是我一生学习的榜样。从最初选题到最后成书，导师都给予我极大的支持和帮助。每当研究陷入瓶颈时，导师的点拨总能让我茅塞顿开。即使毕业多年之后，仍然能够回忆起恩师的谆谆教诲和殷切希望，这份师恩我将永远铭记于心，在此向恩师表达深深的敬意与诚挚的感谢。

其次，感谢哈尔滨工业大学的白小鹏教授、刘德明教授、邹广天教授、徐苏宁教授、李玲玲教授、徐洪澎教授、冷红教授、孟琪教授、吴松涛教授、薛名辉教授对研究提出的宝贵建议，他们的帮助让这本书的内容不断完善。感谢明尼苏达大学健康设计研究中心 Kathleen 教授对本书的研究方法给予的悉心指导和技术支持。感谢公共建筑与环境研究所的刘男、张宏哲、齐奕、董旭、蒋伊琳、白晓霞、武悦、慕静怡、裴立东、李承来等师兄、师姐在本书编写过程中给予的帮助和支持，感谢刘艺、朱立玮、王田、姜霖、高冲等同窗好友朝夕相处的陪伴，在此一并致谢。

　　最后,感谢我的父母给予我的无条件的支持、鼓励和关爱,让我能够将更多的精力投入清冷的科研工作中,使我能够在"象牙塔"中心无旁骛地完成这本书。家人的包容与关爱永远是激励我奋发向上的力量源泉。

周天夫

2023 年 6 月 10 日

附录　实验所用 VR 室内环境场景

实验组 A(单一环境因子对患者疗愈水平的独立影响)

1.候诊空间窗墙比对患者疗愈水平的影响实验(编号:A1-1)(附图 1)

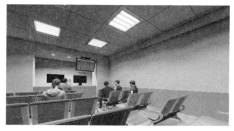 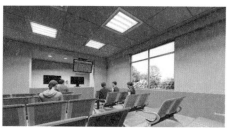

　　实验条件 1:无窗环境　　　　　　　实验条件 2:高围合空间(0.30 窗墙比)

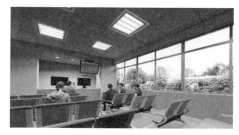 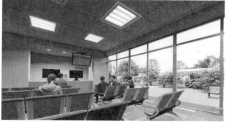

　　实验条件 3:中围合空间(0.60 窗墙比)　　实验条件 4:低围合空间(0.90 窗墙比)

附图 1　(图 2-12　室内窗墙比的实验场景)

2. 病房空间界面色彩对患者疗愈水平的影响实验(编号:A2-1)(附图 2)

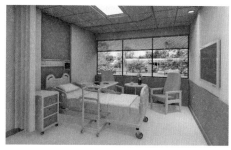 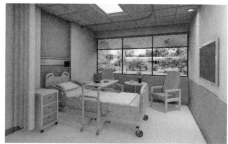

　　实验条件 1:中性色调的室内界面　　　　实验条件 2:冷色调的室内界面

附图 2　(图 2-10　界面色彩的实验场景)

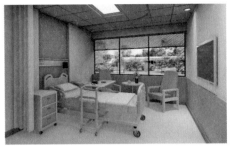
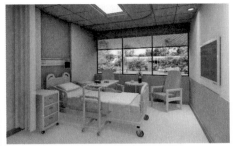

实验条件3:暖色调的室内界面　　　　　实验条件4:冷暖混合色调的室内界面

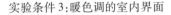

续附图2

3. 检查空间界面装饰对患者疗愈水平的影响实验(编号:A2-2)(附图3)

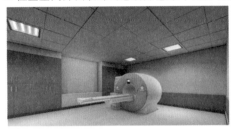
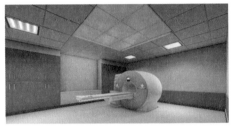

实验条件1:无界面装饰　　　　　　　　实验条件2:低界面装饰

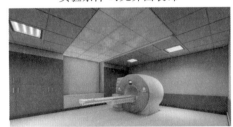
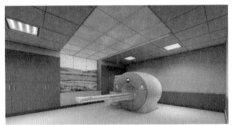

实验条件3:中界面装饰　　　　　　　　实验条件4:高界面装饰

附图3　(图2-14　界面装饰的实验场景)

4. 病房空间景观自然性对患者疗愈水平的影响实验(编号:A3-1)(附图4)

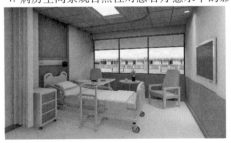
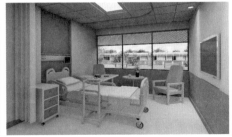

实验条件1:人工要素窗景　　　　　实验条件2:低自然性窗景(20%自然率)

附图4　(图2-11　景观自然性的实验场景)

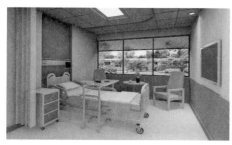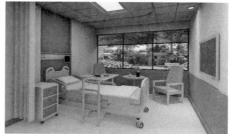

实验条件3:中自然性窗景(40%自然率)　　实验条件4:高自然性窗景(60%自然率)

续附图4

5. 病房空间环境照度对患者疗愈水平的影响实验(编号:A4-1-1)(附图5)

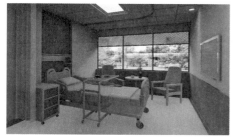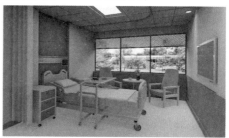

实验条件1:低照度光环境(50 lx)　　　实验条件2:中低照度光环境(100 lx)

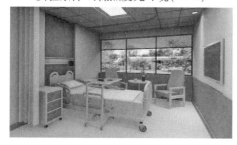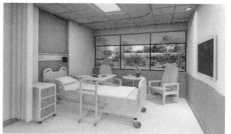

实验条件3:中高照度光环境(250 lx)　　　实验条件4:高照度光环境(500 lx)

附图5

6. 候诊空间环境照度对患者疗愈水平的影响实验(编号:A4-1-2)(附图6)

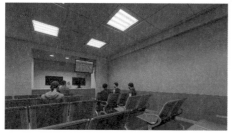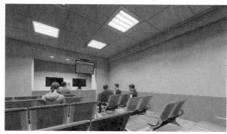

实验条件1:低照度光环境(50 lx)　　　实验条件2:中低照度光环境(100 lx)

附图6　(图2-13　环境照度的实验场景)

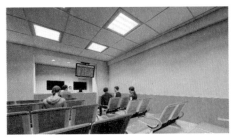
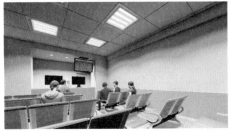

实验条件 3:中高照度光环境(250 lx)　　　　实验条件 4:高照度光环境(500 lx)

续附图 6

7. 检查空间环境照度对患者疗愈水平的影响实验(编号:A4-1-3)(附图 7)

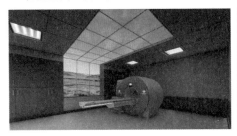
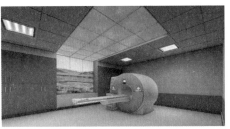

实验条件 1:低照度光环境(50 lx)　　　　实验条件 2:中低照度光环境(100 lx)

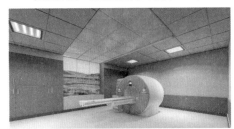
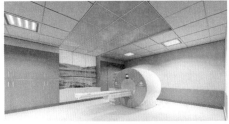

实验条件 3:中高照度光环境(250 lx)　　　　实验条件 4:高照度光环境(500 lx)

附图 7

8. 检查空间环境色温对患者疗愈水平的影响实验(编号:A4-2)(附图 8)

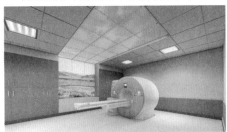
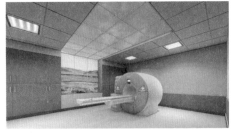

实验条件 1:低色温(2 500 K)　　　　实验条件 2:中低色温(3 500 K)

附图 8　(图 2-15　环境色温的实验场景)

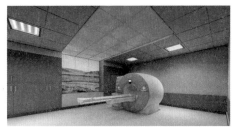 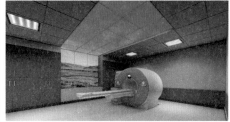

实验条件 3：中高色温（4 500 K）　　　　实验条件 4：高色温（5 500 K）

续附图 8

实验组 B（复合环境因子对患者疗愈水平的交互影响）

1.病房空间界面色彩与环境照度对患者疗愈水平的交互影响实验（编号：B1-2）（附图 9）

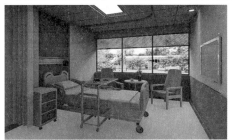 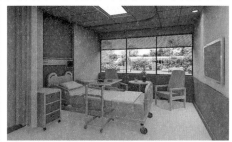

实验条件 1：中性色调-50 lx　　　　　实验条件 2：中性色调-100 lx

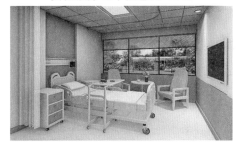 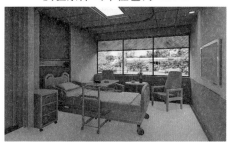

实验条件 3：中性色调-500 lx　　　　　实验条件 4：冷色调-50 lx

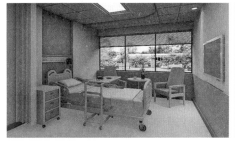 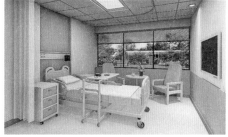

实验条件 5：冷色调-100 lx　　　　　实验条件 6：冷色调-500 lx

附图 9

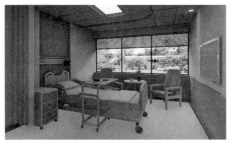 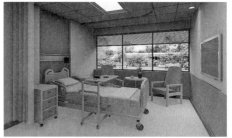

实验条件7：暖色调-50 lx   实验条件8：暖色调-100 lx

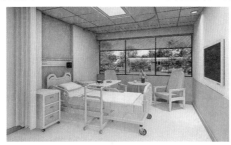

实验条件9：暖色调-500 lx

续附图9

2.检查空间界面装饰与环境照度对患者疗愈水平的交互影响实验（编号：B3-1）（附图10）

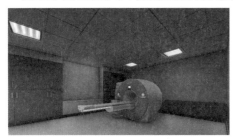 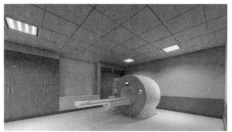

实验条件1：无界面装饰-50 lx   实验条件2：无界面装饰-100 lx

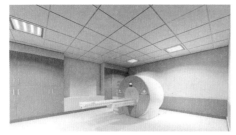 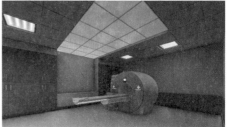

实验条件3：无界面装饰-500 lx   实验条件4：低界面装饰-50 lx

附图10

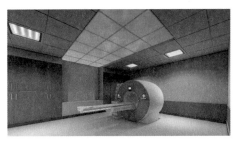
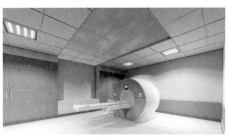

实验条件 5:低界面装饰-100 lx　　　　实验条件 6:低界面装饰-500 lx

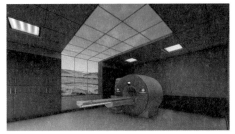
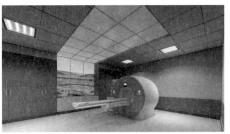

实验条件 7:高界面装饰-50 lx　　　　实验条件 8:高界面装饰-100 lx

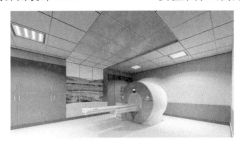

实验条件 9:高界面装饰-500 lx

续附图 10

3.检查空间环境照度与环境色温对患者疗愈水平的交互影响实验(编号:B3-2)(附图 11)

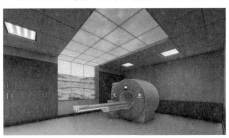

实验条件 1:照度(50 lx)-色温(3 000 K)　　实验条件 2:照度(100 lx)-色温(3 000 K)

附图 11

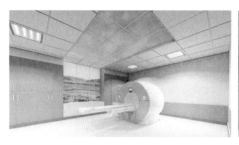

实验条件 3:照度(500 lx)-色温(3 000 K)

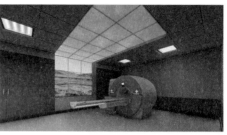

实验条件 4:照度(50 lx)-色温(4 000 K)

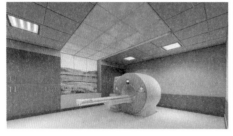

实验条件 5:照度(100 lx)-色温(4 000 K)

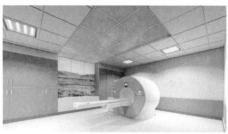

实验条件 6:照度(500 lx)-色温(4 000 K)

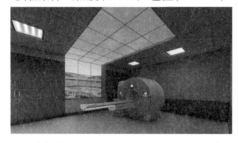

实验条件 7:照度(50 lx)-色温(5 000 K)

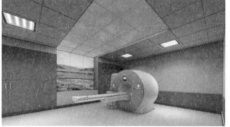

实验条件 8:照度(100 lx)-色温(5 000 K)

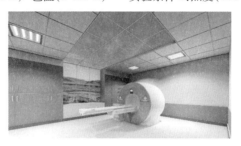

实验条件 9:照度(500 lx)-色温(5 000 K)

续附图 11